Rômulo B. Rodrigues

REIKI
Energia Vital Universal

2ª EDIÇÃO

São Paulo – 2025

RODRIGUES, Rômulo B. REIKI – Energia Vital Universal / Rômulo B. Rodrigues. Amazon. 2025.

Organização: Rômulo Borges Rodrigues

Impresso pela Amazon – 2025

2025. Escrito e produzido no Brasil.

1.Holismo. 2. Medicina natural. 3. Saúde. 4. Qualidade de vida. I. Título.

Amazon Serviços de Varejo do Brasil Ltda.

CNPJ 15.436.940/0001-03

Av. Juscelino Kubitschek, 2041 – Torre E – 18º andar

São Paulo - SP

Dedico este trabalho aos filhos Júlio César e João Víctor.

AGRADECIMENTOS

Agradeço à minha mãe adotiva (In Memoriam), que me orientou e me ensinou a ser o que sou e sei hoje.

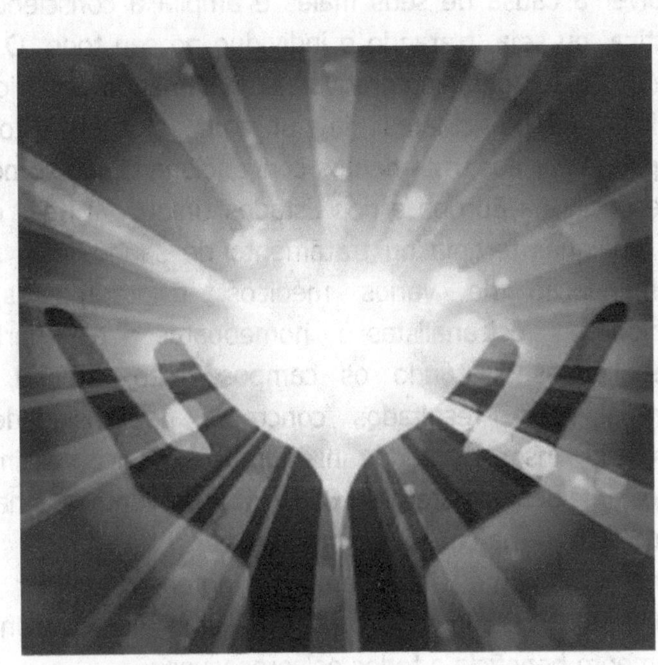

PREFÁCIO

Reiki é um sistema natural de cura, uma energia de alta freqüência vibratória. O tratamento é feito por meio do Reikiano (a) através da imposição das mãos, sobre si mesmo ou sobre outra pessoa, onde o fluxo de energia Reiki flui pelo terapeuta, sendo transmitido para quem a recebe, seja ser humano, animal ou vegetal. O Reiki atua profundamente no indivíduo buscando dissolver a causa de seus males e amplia a consciência de forma holística, ou seja, tratando o indivíduo no seu todo. O Reiki é uma excelente terapia integrativa complementar. Vários hospitais públicos e particulares já utilizam o Reiki como terapia complementar aos tratamentos convencionais, não só no Brasil, mas em especial na Europa e nos Estados Unidos. O Reiki é compatível com qualquer terapia ou tratamento de saúde, com aprovação e recomendação de vários médicos, fisioterapeutas, dentistas, psicólogos, psicanalistas, homeopatas e várias outras especialidades, tratando os campos físico, mental, psíquico e espiritual, com resultados concretos na ansiedade, estresse, depressão, insônia, medo, insegurança, pânico, assim como nos órgãos, tecidos e sistemas. O Reiki é preventivo e harmonizador, agindo sempre na causa dos problemas.

A energia Reiki é absolutamente inofensiva e por isso, é um tratamento prático e seguro, por ser uma Vibração Universal. Este tratamento beneficia a todos os seres vivos.

SUMÁRIO

INTRODUÇÃO..**13**

A HISTÓRIA DO REIKI...**15**

Chujiro Hayashi..**16**

Hawayo Takata..**17**

Uma história oportuna...**17**

A FINALIDADE DO REIKI..**18**

OS CHAKRAS...**20**

Chakra Coronário...**21**

Chakra Frontal..**23**

Chakra Laríngeo..**25**

Chakra Cardíaco...**27**

Chakra Umbilical..**29**

Chakra Sacro...**31**

Chakra Básico...**33**

A AURA...**34**

A CURA...**36**

OS BENEFÍCIOS DO REIKI.......................................**38**

A LINGUAGEM DO CORPO.......................................**40**

OS NÍVEIS DO REIKI..**43**

O Nível I...**44**

Nível II...**44**

O Nível III..**44**

O Mestrado..**44**

A FONTE..**45**

A SINTONIZAÇÃO..**47**

A DESINTOXICAÇÃO...**49**

OS CINCO PRINCÍPIOS DO REIKI..**51**

A IMPOSIÇÃO DE MÃOS..**53**

Tocar o outro...**54**

O tempo das posições...**55**

A PRÁTICA DO REIKI...**56**

1ª Posição..**57**

2ª Posição..**57**

3ª Posição..**58**

4ª Posição..**59**

TRONCO/1ª posição..**60**

TRONCO/2ª posição..**61**

TRONCO/3ª posição..**61**

TRONCO/4ª posição..**62**

POSIÇÕES DORSAIS (TRONCO)/1ª posição......................**63**

POSIÇÕES DORSAIS (TRONCO)/2ª posição......................**63**

POSIÇÕES DORSAIS (TRONCO)/3ª posição......................**64**

POSIÇÕES DORSAIS (TRONCO)/4ª posição......................**64**

REIKI À DISTÂNCIA...**65**

OS SÍMBOLOS DE REIKI...**67**

Símbolos do Reiki...**68**

Cho Ku Rei..**69**

Sei He Ki..**69**

Hon Sha Ze Sho Nen..**70**

Dai Koo Myo..**70**

SOBRE O AUTOR...**71**

CONTATOS COM O AUTOR......................................**75**

INTRODUÇÃO

Reiki é uma técnica japonesa de cura, harmonização e equilíbrio que trabalha a Energia Vital. É essa energia que mantém as funções dos corpos físico, mental, emocional e psíquico.

A Energia Vital é a força propulsora da vida. Sem ela, não há vida.

Os japoneses chamam essa energia de Ki. Os hindus a chamam de Prana; os chineses de Ch'i; os egípcios chamam de Ka; os gregos de Pneuma; os judeus a chamam de Nefesh; os Kahunas da Polinésia a chamam de Mana; os russos de Bioenergia; e os cristão de Espírito Santo.

Cada cultura elaborou diversos métodos de captação e aplicação desta energia, tais como: a Acupuntura, o Pranayama, o estudo do Torá, o passe espírita, a benção cristã, a Pajelança dos Xamãs, etc.

O Reiki é um método que permite canalizar e transmitir esta energia curadora através das mãos, equilibrando e harmonizando o receptor em todos os aspectos.

O uso do Reiki independe de religião ou crença; pois, e uma técnica que trabalha a energia disponível, natural e inerente a todo ser vivo – a Energia Vital.

Uma planta, um animal, os elementos água, terra, fogo e ar, a matéria e o éter; enfim, tudo o que nos cerca e nos alimenta, possui energia que emana da mesma fonte universal. Assim, podemos aplicar o Reiki em todo ser vivo; seja para a cura e harmonia de pessoas, animais e plantas.

A HISTÓRIA DO REIKI

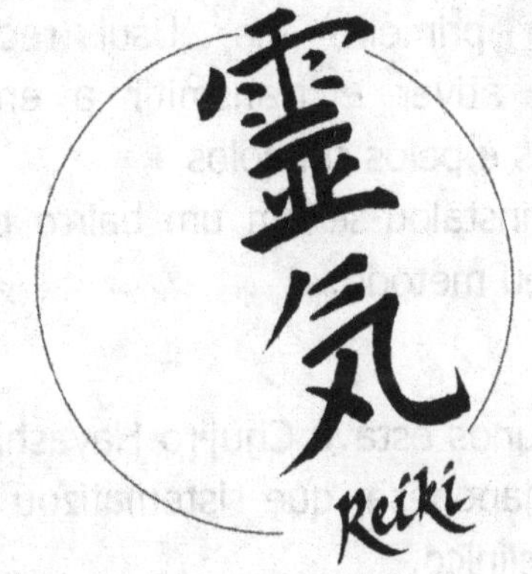

Mikao Usui, (1865 – 1926) um monge japonês, discípulo da escola budista Tendai, foi quem redescobriu a técnica do Reiki.

Como monge, Usui já possuía conhecimento das técnicas de cura dos antigos, que consistia em reequilibrar o fluxo energético das pessoas, chamado pelos chineses de Ch'i, para que o TAO (Sabedoria Universal) pudesse se realizar plenamente.

A vida do monge é um dos caminhos que levam à iluminação; pois, é baseada na harmonia com o Universo.
A prática da meditação, a prece, o jejum, o exercício da concentração e o estudo das leis universais fazem parte do dia-a-dia de um monge.

A escola Tendai, da qual Usui fazia parte, praticava o estudo de símbolos sagrados e uso energético.
Usui já conhecia estes símbolos e sabia como ativar a energia universal e seu poder de harmonização, de um modo mais simples e que pudesse ser usado por pessoas comuns.

A resposta veio através de um retiro de 21 dias, no Monte Kurana, para meditar e jejuar.

No vigésimo primeiro dia, Usui recebeu a iluminação, aprendendo como ativar e transmitir a energia universal pela imposição das mãos e pelos símbolos.

Usui, então, instalou-se em um bairro pobre, onde realizava curas e ensinava seu método.

Chujiro Hayashi

Entre seus alunos estava Chujiro Hayashi, (1878 – 19410) um oficial da marinha japonesa, que sistematizou o Reiki, aprimorando a técnica para uso clínico.

Em sua clínica, Hayashi usava várias pessoas canalizando energia para um só paciente; pois, considerava que assim a energia era potencializada.

Desenvolveu ainda, o sistema de níveis para o recebimento das sintonizações e dos símbolos, que eram trocadas pela prestação de serviços dos adeptos no atendimento aos pacientes da clínica.
Chujiro Hayashi é considerado o estruturador do Reiki.

Hawayo Takata

No ano de 1935, uma havaiana chamada Hawayo Takata viajou para o Japão para realizar um ritual budista em homenagem ao seu falecido marido. Porém, como sofria de dores abdominais e cálculos biliares, submeteu-se à internação hospitalar ainda no Japão. Enquanto aguardava a operação marcada pelos médicos, a Sra. Takata ouviu uma voz interna dizer-lhe que não era preciso operar. Ela então desistiu da operação e internou-se na clínica de Reiki de Chujiro Hayashi.

Aos poucos a Sra. Takata foi se restabelecendo e procurou se informar sobre aquela técnica que lhe havia curado. Decidiu aprender a técnica, ficando no Japão por dois anos.

Em 1938 tornou-se mestra, passando a transmitir e divulgar o Reiki no ocidente.

Hawayo Takata fundou a Associação Internacional de Reiki, (AIRA) e é tida como a grande propagadora da técnica do Reiki no ocidente.

Uma história oportuna

Para que o Reiki fosse bem-aceito no ocidente, a Sra. Takata contava uma versão diferente da redescoberta do Reiki por Mikao Usui. Dizia ela que Usui era cristão, estudioso das religiões e diretor da Universidade de Doshisha em Kyoto no Japão; tendo viajado para os Estados Unidos, China e Índia em busca de saber como Jesus Cristo e Buda realizavam a cura de outras pessoas.
Esta indagação o levou a estudar vários textos antigos, e entre eles Usui encontrou sutras antigos escritos em sânscrito que explicavam a técnica do Reiki.

O interessante neste fato é que apresentando Mikao Usui como cristão e professor universitário, a Sra. Takata conseguiu com que o Reiki fosse mais bem-aceito no ocidente, tornando-se uma técnica bastante conhecida e difundida atualmente.

A FINALIDADE DO REIKI

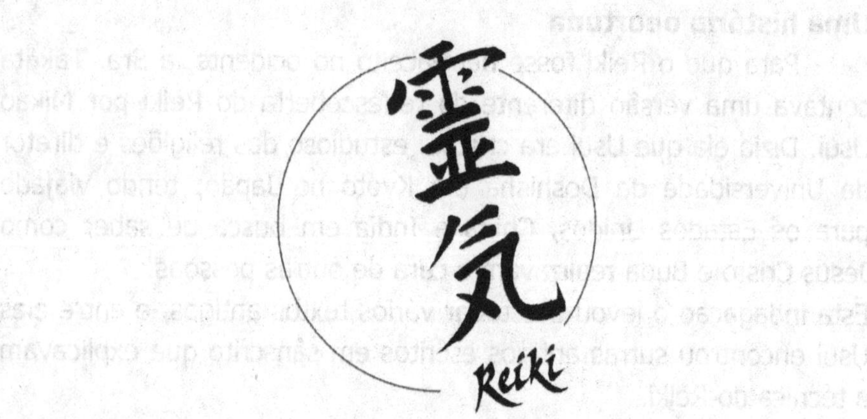

Reiki visa à cura integral. Por meio dele podemos tratar as desarmonias do corpo físico, mental e emocional através dos chakras e da aura. Chakra, do sânscrito, quer dizer "roda ou círculo." Os chakras são centros energéticos localizados no corpo humano, que estão em movimento circulatório contínuo e vibrante, formando uma espiral de energia. Por meio deles, o corpo energético (corpo vital) dos seres vivos troca energia com o exterior.

Quando pensamos sobre tratamento, idealizamos apenas o corpo físico feito de carne e músculos e que podemos ver; mas é bom lembrar que este corpo consiste de duas partes, uma visível e outra invisível ou "sutil." Este último é o corpo vital.

O corpo vital é a fonte de toda vitalidade física e o transmissor de energia no sistema. Esse corpo é a réplica exata do corpo visível. Seus órgãos correspondem exatamente aos do organismo físico. Conseqüentemente, a moléstia principia no corpo vital ou em um dos corpos sutis antes de atacar o físico.

O corpo vital envolve e atravessa todo o corpo físico e seus órgãos, ultrapassando em aproximadamente 2,5 cm de espessura o corpo físico.

Este corpo possui centenas de chakras, (centro de força) alguns grandes e outros pequenos como pontos energéticos, e milhares de dutos (meridianos) por onde corre toda gama de energia que nos mantém. Sete deles são os chamados Grandes Chakras ou Chakras Principais, que estão ligados a várias partes do corpo, regendo o funcionamento dos órgãos e glândulas, através do recebimento e liberação de energia.

Os chakras podem sofrer lesões, como fissuras e obstruções. Podem ficar desalinhados e desequilibrar totalmente uma pessoa, propiciando o aparecimento e desenvolvimento de doenças físicas ou emocionais. Mas, também podem ser restaurados e renovados através da meditação, cromoterapia, radiestesia e uma série de outras técnicas.

Quando respiramos, absorvemos oxigênio para o corpo físico e energia (Prana) para o corpo vital, que nos proporciona boa saúde e bem estar ao abastecer o corpo físico na medida em que necessitamos.

OS CHAKRAS

Os sete Chakras principais são:

- O Chakra Coronário.
- O Chakra Frontal.
- O Chakra Laríngeo.
- O Chakra Cardíaco.
- O Chakra Umbilical.
- O Chakra Sacro.
- O Chakra Básico.

Vejamos cada um deles e suas respectivas funções.

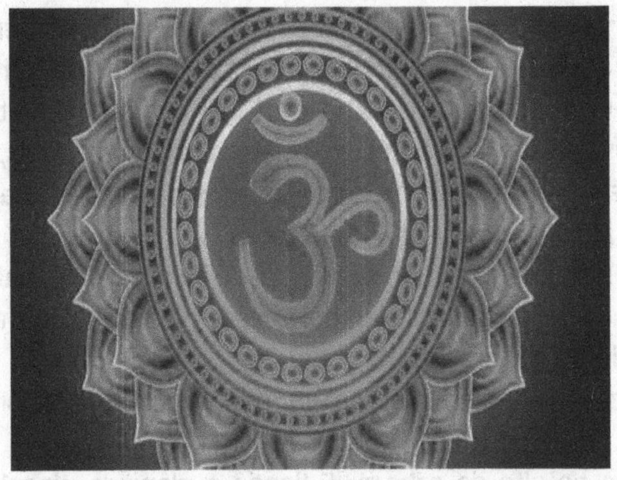

Sétimo chakra – Chakra Coronário - Sahasrara

Situa-se no alto da cabeça. É ligado à glândula pineal, (epífise) que é responsável pela produção de melatonina, a substância reguladora do sono. Rege o cérebro.

Dentro desse chakra, a personalidade individual se dissolve na essência do todo.

Este é o chakra das mil pétalas. Essas pétalas representam as cinquenta letras do alfabeto sânscrito com suas vinte permutações. A magnitude dessas vibrações confirma o papel do sétimo chakra, de governar e coordenar todos os outros chakras.

Este chakra tem várias características únicas. Em todos os outros chakras, os lótus apontam para cima. Neste, apontam para baixo, simbolizando a libertação em relação a tudo o que é mundano e a chuva divina que cai de suas pétalas.

Tradicionalmente, ele é figurado acima da cabeça. Os sistemas mais contemporâneos o situam no próprio topo da cabeça.

O Sahasrara cria o quinto kosha, a camada Anandamaya que é também o corpo causal. Depois de subir ao Sahasrara, nos desfazemos também dessa camada e nos libertamos de todas as limitações do mundo físico, assim como da "roda da vida", veículo que inicia a reencarnação. Uma vez libertados do corpo causal, entramos em um dos três planos ou koshas superiores além do corpo: o Satyaloka, "Mundo da Verdade". Alcançamos ainda o samadhi - estado de consciência associado à transcendência. Esse estado é associado ainda aos ensinamentos de Krishna no Bhagavad-Gita e ao oitavo ramo do yoga óctuplo de Patanjali. Há muitos níveis de samadhi; o mais alto dos quais, envolve identificação com os mais elevados estados de consciência, até que, por fim, o indivíduo é absorvido no todo.

Considera-se que o Sahasrara está além da maioria das representações simbólicas, embora esse chakra seja, em geral, considerado de cor branca.

Diz-se que o Sahasrara está além dos sentidos, dos órgãos dos sentidos e do sopro vital.

Ele situa-se no alto da cabeça. É ligado à glândula pineal (epífise), que é responsável pela produção de melatonina, a substância reguladora do sono. Rege o cérebro.

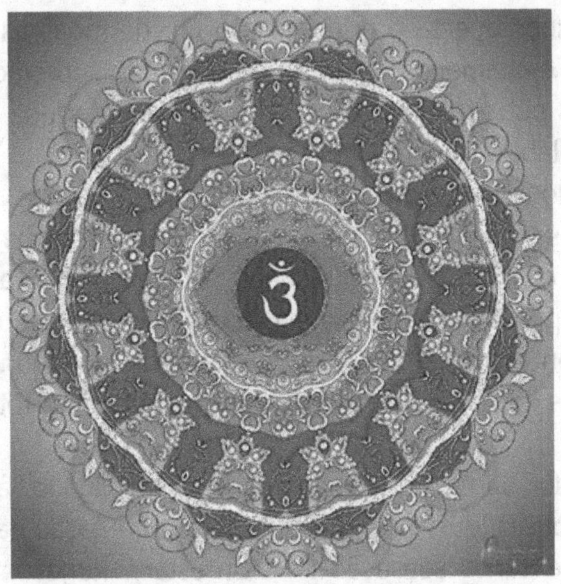

Sexto chakra - Chakra Frontal - Ajna

Localizado entre as sobrancelhas. Está ligado à glândula pituitária, (hipófise) que é responsável pela segregação da endorfina. (hormônio que causa sensação de bem-estar) Rege os olhos e a memória.

As energias solar e lunar se encontram e se misturam no sexto chakra, combinando os seguintes princípios: solidez, liquidez, consciência, neutralidade, ascese, violência e devoção espiritual. O Ajna dissolve a dualidade, permitindo que já não vejamos as coisas como "boas" e "más" e paremos de distinguir entre "eu" e "tu", de modo a sermos capazes de aceitar a unidade maior dentro do cosmos. É aí que podemos usar nosso "terceiro olho", ou visão interior, para ver a verdade por trás da realidade material.

Por meio de sua energia, recebemos a oportunidade de ver todas as coisas como sagradas e santas.

Ajna é representado por um triângulo virado para baixo dentro de um círculo.

Seu lótus tem apenas duas pétalas. É transparente e feito de luz, pois seu propósito é nos ajudar a ver com clareza. Seu mantra é o divino *aum*, que conecta o princípio e o fim de todas as coisas. Às vezes, o Ajna é chamado de chakra do elemento supremo – luz que gera todos os outros elementos. Como tal, considera-se que seja o portador da sílaba-semente OM.

A nível psicológico, o Ajna está relacionado à nossas faculdades cognitivas e sensoriais. É nesse ponto que passamos além das informações concretas e mundanas e chegamos a formular abstrações e pensamentos mais elevados. Por isso, um dos papéis mais importantes desse chakra é transpor os mundos sutis, governando os koshas, ou camadas, que constituem a totalidade do corpo sutil.

Está localizado entre as sobrancelhas. Está ligado à glândula pituitária (hipófise), que é responsável pela segregação da endorfina (hormônio que causa sensação de bem-estar). Rege os olhos e a memória.

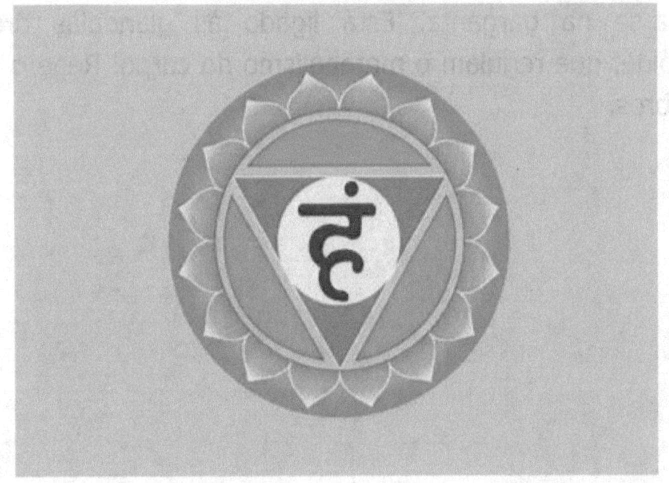

Quinto chakra – Chakra Laríngeo - Vishuddha

Situa-se na garganta. Está ligado às glândulas tireóide e paratireóide, que regulam o metabolismo do corpo. Rege o pescoço e os ombros.

Vishuddha é o centro pelo qual comunicamos nossa verdade ao mundo. Dá voz ao nosso coração interior e, inversamente, ouve o que mundo nos responde.

Este é o último chakra na sequência dos elementos grosseiros ou físicos. Dentro de sua localização, preparamo-nos para subir a escada da consciência e passarmos aos chakras dedicados à espiritualidade.

Em termos simbólicos, o quinto chakra tem a aparência de um triângulo voltado para baixo, inscrito em um círculo e com outro círculo menor inscrito nele. O lótus tem dezesseis pétalas, que, na maioria dos sistemas, são de cor azul arroxeada. É regido pelo éter, o mais sutil dos elementos. O mantra ham energiza e harmoniza a garganta.

Do ponto de vista psicológico, o quinto chakra nos abre para a sabedoria superior, para nossos guias e para nossa alma. Muitas fontes o apresentam como o centro relacionado aos sonhos. No quinto chakra, se formos capazes de determinar quais verdades queremos representar, podemos ter acesso a nossos sonhos interiores e viver uma vida significativa.

Ele situa-se na garganta. Está ligado às glândulas tireóide e paratireóide, que regulam o metabolismo do corpo. Rege o pescoço e os ombros.

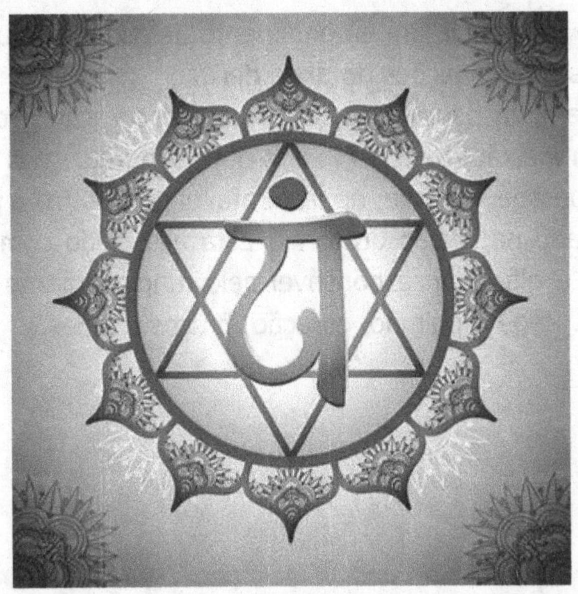

Quarto chakra – Chakra Cardíaco - Anahata

Localizado na região do tórax. Está associado com a glândula timo, que é a glândula responsável pelo funcionamento do sistema imunológico. Rege o pulmão, coração, braços e mãos.

O coração é o centro do corpo humano, o mais vital de todos os órgãos. Como vimos, ele emite milhares de vezes mais eletricidade e magnetismo que o cérebro. O coração, órgão central do chakra Anahata, reafirma nossa existência a cada pulsação, revelando que a vida inteira, na verdade, nada mais é que som e ritmo.

O símbolo do coração são dois triângulos sobrepostos e inscritos dentro de um círculo, um apontando para cima e o outro, para baixo. Eles formam, assim, uma estrela de seis pontas. O lótus tem doze pétalas, cuja cor é, muitas vezes, considerada vermelha, muito embora o elemento correspondente, ar, tenha, em geral, a cor cinza. O som que emana do chakra é yam.

O chakra do coração tem muitos símbolos complexos. Os dois triângulos retratam a união completa das energias masculina e feminina. O elemento ar, no entanto, não é entendido aqui como "sopro vital", mas como transmissor de som e energia. A natureza mística do ar dá a entender que tal som se encontra fora do tempo e do espaço e estimula um entendimento de assuntos que nada têm a ver com as preocupações do dia a dia.

Do ponto de vista psicológico, o chakra do coração é dedicado ao amor e à compaixão, bem como aos outros ingredientes necessários para que a pessoa se torne, de fato, afável por dentro e por fora.

Está Localizado na região do tórax. Está associado com a glândula timo, que é a glândula responsável pelo funcionamento do sistema imunológico. Rege o pulmão, coração, braços e mãos.

Terceiro chakra – Chakra Umbilical - Manipura

Situa-se na região lombar, acima do umbigo. Corresponde ao plexo solar e está ligado ao pâncreas. Por este chakra fluem as energias emocionais. Rege o sistema digestivo, fígado, baço, estômago e intestino delgado.

O chakra Manipura se apresenta como uma joia brilhante, luminescente. Associado ao elemento fogo, é como um sol brilhante no meio do corpo.

Este centro, que controla o processo digestivo e os órgãos digestivos, também influencia o sistema nervoso e o processo imunológico. A digestão é um reflexo da capacidade de digerir e assimilar tudo – inclusive os pensamentos. Assim, esse centro determina a saúde tanto do corpo e da mente.

Nos encoraja a estabelecer metas e a nos concentrarmos no que precisamos fazer – e pensar –, a fim de alcançarmos aquilo a que aspiramos.

O terceiro chakra é representado por um triângulo virado para baixo inscrito dentro de um círculo. Dentro do triângulo há letras "T" que atuam como portas para as formas de suástica às quais se ligam. A suástica, símbolo sânscrito do bem-estar, quer os ramos que saem da cruz apontem para a esquerda ou para a direita – e neste caso apontam para a esquerda –, é um símbolo do fogo, o elemento grosseiro desse chakra. As dez pétalas de seu lótus são azuis –

como o centro de uma chama. O elemento fogo tem relação com a teoria hindu de que a digestão se realiza pelo calor; assim, o alimento é queimado para criar nossa energia vital.

Do ponto de vista psicológico, Manipura é o centro do nosso poder pessoal.

Para certas pessoas, isso se traduz na necessidade de obter informações; para outros, na necessidade de obter autoridade. Dentro desse chakra estão as chaves do equilíbrio e o poder de decidirmos como vamos realizar nosso dharma, nosso propósito de vida, em vez de apenas vivermos o karma, frutos de nossas experiências passadas.

Situa-se na região lombar, acima do umbigo. Corresponde ao plexo solar e está ligado ao pâncreas. Por este chakra fluem as energias emocionais. Rege o sistema digestivo, fígado, baço, estômago e intestino delgado.

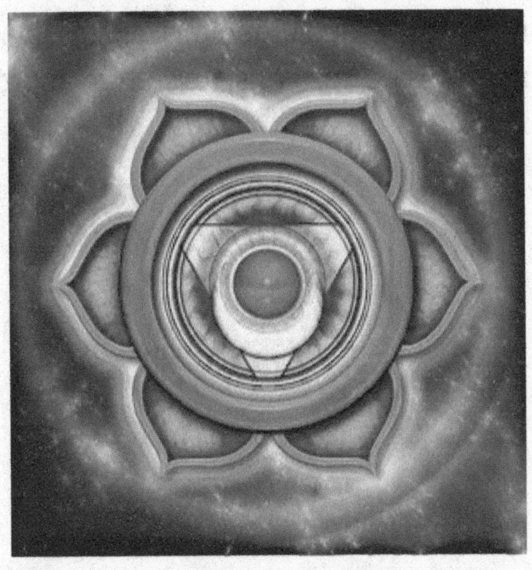

Segundo chakra – Chakra Sacro - Svadhisthana

Localiza-se na raíz dos órgãos genitais. Está ligado às gônadas. (glândulas sexuais) Rege os rins, sistema reprodutor, sistema circulatório e bexiga.

Este chakra dá início à expansão da nossa individualidade. Sua localização, nos órgãos sexuais, reflete a necessidade instintiva de desenvolvermos uma personalidade específica e de convivermos com outras pessoas. O elemento aquoso desse chakra nos estimula a desfrutar dos ritmos e ciclos da vida.

Nossa psique busca se expressar por meio do segundo chakra. Muladhara, o primeiro chakra, representa o fundamento da existência; o segundo chakra, Svadhisthana, representa a criatividade.

O símbolo do segundo chakra é uma lua crescente dentro de um círculo. Fora dela há um lótus de seis pétalas alaranjadas, quase vermelhas. O mantra é vam, que nutre os líquidos do corpo. O simbolismo desse chakra é centrado na lua, carregada de simbolismo sexual.

Do ponto de vista psicológico, o segundo chakra estimula o desenvolvimento da nossa personalidade única, da nossa capacidade de criar e se desenvolver.

Localiza-se na raíz dos órgãos genitais. Está ligado às gônadas (glândulas sexuais). Rege os rins, sistema reprodutor, sistema circulatório e bexiga.

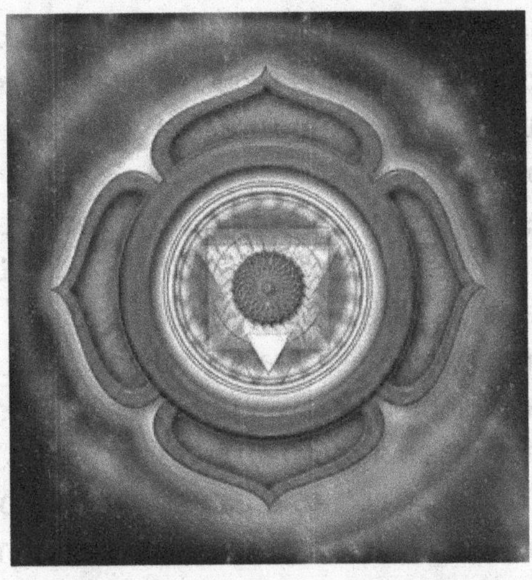

Primeiro chakra – Chakra Básico - Muladhara

Situa-se na espinha dorsal, entre os genitais e o ânus. (cóccix) Está ligado às glândulas supra-renais, que segregam a adrenalina. Rege as pernas, os pés, os ossos e o intestino grosso. As energias ligadas à segurança física, mental e emocional entram por este chakra.

Obviamente que a nomenclatura dos chakras pode sofrer alterações segundo algumas religiões e correntes espiritualistas. Mas a localização e a função são bàsicamente as mesmas.

O chakra Muladhara é o fundamento do panteão védico dos chakras. É o primeiro dos chakras situados no corpo e localiza-se na base da coluna. Dele nascem os nadis, canais de energia sutis que transportam a energia vital por todo o corpo. Por isso, o primeiro chakra é visto como o centro de energia sutil do plexo nervoso coccígeo, mas também tem importância vital na constituição de um fundamento físico e psicológico para a vida do ser humano.

O Muladhara é associado ao elefante, que porta o som-semente do chakra. Sua energia nos ajuda a perseverar; os elefantes são sólidos, confiáveis e perseverantes. Eles nos ajudam a aproveitar e a conduzir a energia de que precisamos para sobreviver e prosperar. Geometricamente, o Muladhara é representado como um quadrado com um círculo inscrito. Dentro do círculo há um triângulo virado para baixo: a imagem de um órgão sexual feminino. O lótus associado ao Muladhara tem quatro pétalas vermelhas; o vermelho é a cor mais tipicamente associada ao primeiro chakra. O lótus está contido em um quadrado amarelo, que significa o elemento terra. O mantra é lam, que impede que nossa energia desça abaixo de nosso fundamento, o primeiro chakra.

Do ponto de vista psicológico, o chakra Muladhara regula nossas necessidades primárias e a existência física. É o chakra ligado à sobrevivência material. Esse chakra é relacionado ao elemento terra, proporcionando um fundamento para o mundo físico.

Situa-se na espinha dorsal, entre os genitais e o ânus (Cóccix). Está ligado às glândulas supra-renais, que segregam a adrenalina. Rege as pernas, os pés, os ossos e o intestino grosso. As energias ligadas à segurança física, mental e emocional entram por este chakra.

A aura

A aura é um campo de energia que circunda o corpo, protegendo-o como um envoltório de luz. Este envoltório pode ir de poucos centímetros até 3 ou 4 metros.

Pessoas iluminadas possuem auras extensas, ultrapassando 5 metros em todas as direções.

Quando estamos alegres, a aura se expande e temos aquela sensação de amplidão, de espaço, de conforto, de que tudo nos é possível.

Quando estamos tristes, a aura se retrai e nos sentimos frágeis, sufocados, como se fôssemos trincar à primeira badalada do sino.

Além da extensão, a cor da aura também é determinante para se conhecer o estado emocional e de saúde de uma pessoa.

Quando adoecemos, a aura diminui e sua cor adquire tonalidades escuras, tornando-nos suscetíveis de sofrer ataques por parte de energias desarmônicas, que tendem a agravar ainda mais nosso estado.

Por isso é importante que uma pessoa doente esteja cercada de pessoas que lhe queiram bem, para que possa receber energias positivas para fortalecer sua aura, favorecendo a recuperação da saúde.

A aura, assim como os chakras, pode sofrer rupturas e lesões, ou ser penetrada por energias negativas que também ocasionam doenças e desequilíbrios. Pode apresentar vincos, círculos ou fissura, indicando vários tipos de doenças já somatizadas ou em desenvolvimento.

A aura é o reflexo da alma. Ela mostra o real estado da pessoa através da cor, da intensidade, da extensão e da textura.

Pode ser limpa e fortalecida; mas refletirá sempre a essência do ser; aquilo que somos, e o que não conhecemos de nós mesmos.

Em alguns casos, onde há ruptura da aura, é necessário um tratamento mais intensivo e cuidados especiais, até que a parte rompida seja restaurada e fortalecida.

O Reiki restaura, limpa e fortalece a aura, garantindo a vitalidade física e mental. Coloca a pessoa em contato com a fonte da qual se originou, reintegrando-a com a natureza através da harmonização, limpeza e fortalecimento dos campos físico, emocional, mental e espiritual, possibilitando que a energia perfeita da fonte cure o indivíduo em todos os aspectos.

A CURA

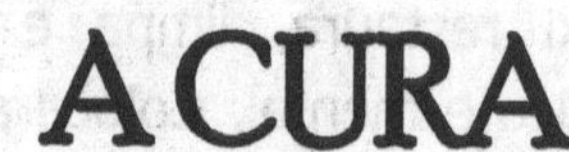

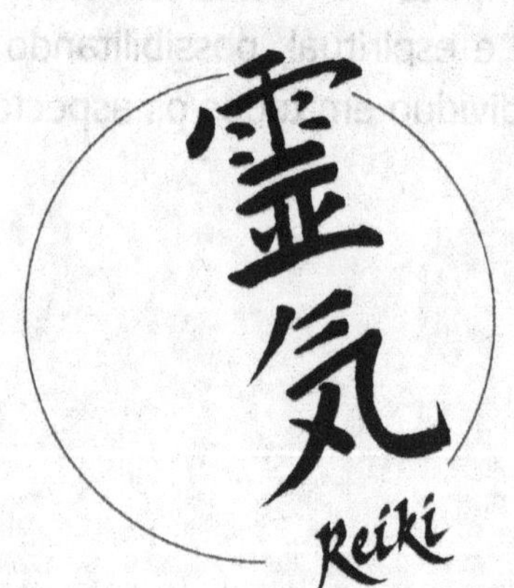

Através do Reiki podemos ativar nosso poder de cura.

Curar-se é conhecer-se, aceitando nossas imperfeições e nos perdoando, valorizando nossas qualidades e fazendo bom uso delas.

As terapias holísticas (como é o caso do Reiki) percebem o ser humano em sua totalidade: a mente, o corpo e o espírito.

Ao cuidarmos de uma parte, estamos cuidando do todo.

Em nossa especializada sociedade, dividimos as funções até mesmo no que diz respeito à nossa saúde e bem-estar: os psicólogos cuidam da mente; os médicos cuidam do corpo e os religiosos cuidam do espírito.

A medicina alopática, qual estamos habituados a usar, é sintomática; ou seja, trata os sintomas, não a doença.

Se você está sentindo dor de cabeça, vai à farmácia e compra comprimidos para a dor de cabeça.

A dor cessa e você acha que está bem. Na pior das hipóteses, quando a dor se torna mais freqüente, você vai ao médico e fala de sua dor de cabeça constante. Ele faz uma série de exames em seu corpo físico e obtém um diagnóstico; a partir do qual, ministra-lhe um tratamento.

Você faz o tratamento; não sente mais o sintoma, (a dor de cabeça) e, novamente sente-se bem. Até que tenha um novo desequilíbrio emocional, energético ou espiritual, e volte a sentir a dor de cabeça, ou talvez, dor no ouvido ou no dedão do pé. Neste itinerário, não paramos para perguntar ao nosso próprio corpo porque estamos sentindo dor. Nós nos colocamos como vítimas de uma doença e passamos toda a responsabilidade de cura para o médico. Não participamos do processo de modo ativo e consciente. Somos apenas o sujeito através do qual a dor se manifesta - a vítima.

OS BENEFÍCIOS DO REIKI

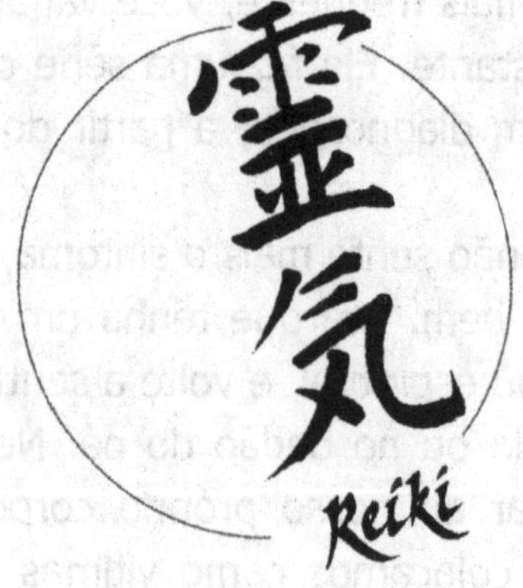

• Cura as causas e elimina os efeitos dos desequilíbrios.

• Não conflita com as crenças religiosas.

• É um método viável, alternativo, de cura natural, que visa ajuda total ao indivíduo, e pode ser combinado com outras técnicas.

• Não conflita de nenhuma forma com os procedimentos médicos. Ao contrário, os engrandece.

• Pode ser usado para ajudar animais de estimação, outros animais e plantas.

• Ajuda a diminuir o senso de debilidade e ineficácia, quando faz frente com a doença ou situações de estresse.

• Ajuda a eliminar o estresse diário que fica acumulado e que adquirimos em virtude da agitação e da correria da vida moderna.

• Não é um sistema de crença. Portanto, uma vez que seja ativado, quando usado de acordo com as instruções dadas, sempre dará o resultado desejado.

• Promove, dentro do indivíduo que o pratica, qualidades, tais como: amoré fraternal, carinho, compaixão, reciclagem, bons desejos, paz e serenidade.

• Tem uma duração infinita, que, uma vez posto em funcionamento, nunca se acaba e também não se torna obsoleto.

A LINGUAGEM DO CORPO

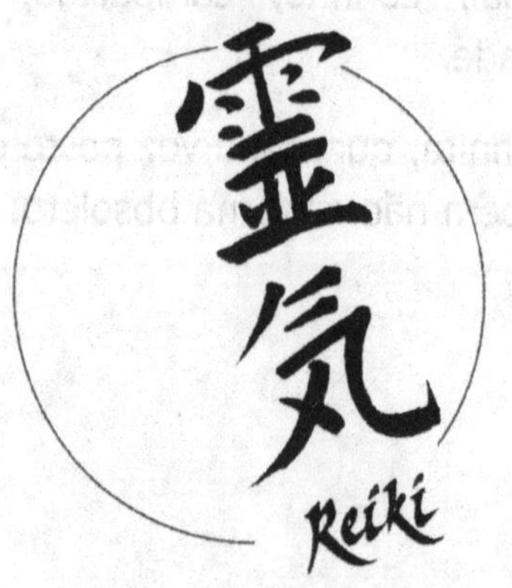

Costumamos pensar que o corpo é o "culpado" por nossas doenças, devido a alguma deficiência na criação de anticorpos, ou do funcionamento inadequado de algum de seus órgãos – esta é a visão comum.

Nas terapias holísticas, o mundo físico é o último estágio de manifestação da energia. Portanto, quando uma doença se manifesta no corpo físico, ela é o resultado de desequilíbrios desenvolvidos primeiramente nos corpos sutis; especificamente, nos corpos mental e emocional, onde pensamentos negativos e emoções mal trabalhadas vão formando "bolsões" de energias represadas, que no decorrer do tempo são condensadas, manifestando-se no físico através de dores e doenças.

Procurar entender os motivos pelo qual padecemos de determinada doença ou dor, é o objetivo de toda terapia holística e, para tanto, devemos conversar com nosso corpo.

A dor é a expressão da falta para conosco: falta amor próprio, atenção, cuidados e de ouvir nosso próprio interior.

O corpo responde à nossa desatenção através da dor. É a sua maneira de pedir socorro.

Fale com seu corpo. Pergunte por que está sentindo dor e atente para os sinais que ele emitirá.

Quando falamos com o corpo, estamos na verdade dizendo que temos consciência de que algo está errado, e que estamos dispostos a dar a atenção necessária a ele.

Ao fazermos isso, nosso estado de consciência muda, e o corpo entenderá que você está sendo sincero; e, ao tratar-se com a sinceridade que você merece, seu corpo emitirá sinais para que você possa ajudar a curá-lo. Estes sinais podem levá-lo a procurar um médico, um terapeuta, um homeopata, um padre, a viajar, ou apenas fazer com que você se olhe de maneira mais atenciosa.

Interpretar estes sinais depende do conhecimento que você tem de si; e ninguém é mais especializado em você, do que você mesmo.

Toda terapia holística válida é aquela que permite a pessoa atuar sobre todo o processo em conjunto com o agente de cura; seja ele o terapeuta, o médico ou o curador.

Mesmo quando nos entregamos às mãos daquele que nos estará ajudando no processo, isto deve ser feito com a consciência de que nosso bem-estar e nossa saúde depende da nossa participação ativa, tanto como causadores de nossos próprios males, como de curadores de nossas dores.

Os benefícios da medicina alopática, homeopática e das terapias holísticas só podem ser aproveitadas de maneira plena e satisfatória quando esta consciência permear o tratamento que estivermos fazendo.

Ao participarmos ativamente do nosso processo de cura, seja ele somático, emocional ou espiritual, estamos reivindicando de volta o poder sobre nós; o poder sobre nossas dores, sobre a saúde e a doença; o poder de ser e estarmos conscientes de nossa totalidade e unicidade com o universo.

Neste sentido, a energia Reiki atua, equilibrando e harmonizando o corpo, a mente e o espírito em si mesmo e em conjunto com o meio exterior, expandindo a consciência, clareando os pensamentos, aguçando os sentidos, liberando sentimentos, permitindo que a energia vital e infinita do universo preencha nosso corpo, nossa mente e nosso coração, facilitando o caminho para a cura integral do ser.

OS NÍVEIS DO REIKI

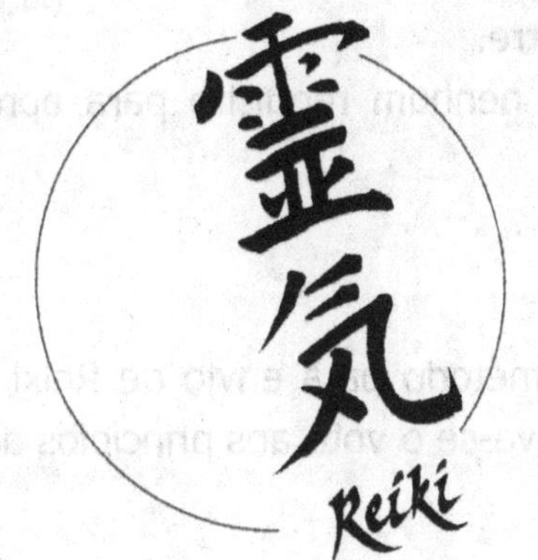

No curso, o mestre discorre sobre a técnica e os métodos de aplicação, a história e os conceitos envolvidos na concepção holística do ser humano; esclarece dúvidas, faz a demonstração prática da técnica, (às vezes no próprio aluno) e realiza a cerimônia de iniciação, onde os alunos são sintonizados pela primeira vez com a energia Reiki.

O curso de Reiki tradicional é dividido em quatro módulos: Reiki Nível I, Reiki Nível II, Reiki Nível III e o Mestrado.

O Nível I

Os alunos são sintonizados com a energia e aprendem a história, as posições básicas das mãos para o autotratamento e tratamento de terceiros. O curso também permite um tempo para os alunos praticarem o Reiki em si próprios e nos outros alunos, sob a supervisão do Mestre.

Não é exigido nenhum requisito para aprender a técnica do Reiki.

Nível II

Aprende-se o método para envio de Reiki à distância através dos símbolos, e renova-se o voto aos princípios do Reiki.

O Nível III

É a preparação do candidato a mestre. É como um estágio, onde o aluno acompanha o mestre por tempo indeterminado, até que ambos sintam que é chegado o momento de sua iniciação como mestre de Reiki.

O Mestrado

É ensinado como sintonizar outras pessoas à energia Reiki e o conhecimento dos símbolos mestres e suas várias possibilidades de uso.

A FONTE

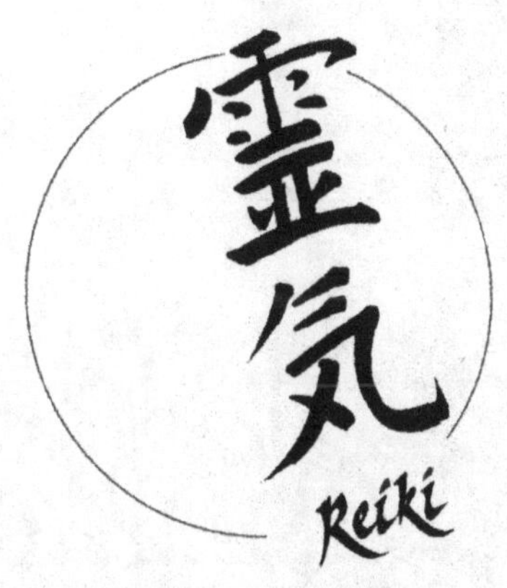

Reiki não vem do terapeuta, mas da fonte universal que tudo anima. O terapeuta é um meio, um canal através do qual a energia chega ao receptor.

A fonte de energia é a própria vida, que se realiza, alimentando-se de si mesma, como uma serpente se autodevorando num círculo de vida e gera a vida.

É o alento cósmico, a vitalidade do ser.

A fonte está no céu, na Terra, no homem; fomenta os elementos, a matéria; faz o sol arder em chamas e as estrelas brilharem.

Mantém a Terra flutuando e girando em seu próprio eixo; eleva as montanhas ao céu e assenta as águas nas cavidades; faz fremir os elétrons dos átomos e multiplica as células de milhões de corpos a cada segundo.

Os chineses chamam a fonte de Tao, o princípio gerador e mantenedor de todas as coisas. As religiões chamam de Deus, e a ciência de desconhecido.

A SINTONIZAÇÃO

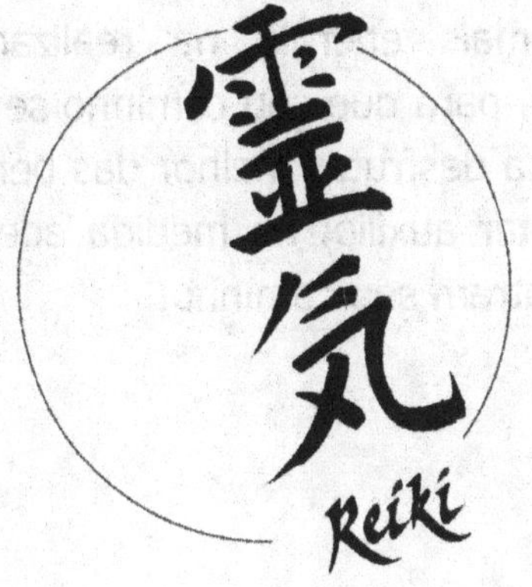

Todos nós estamos naturalmente ligados à fonte de energia universal.

A sintonização consiste na reabertura dos canais do estudante para o recebimento da energia vital potencializada para o uso em si mesmo ou para a aplicação em terceiros. É realizada através de quatro atos cerimoniais entre mestre e os alunos, como uma cirurgia espiritual, onde são desobstruídos os dutos por onde correrá a energia.

Durante as iniciações, algumas pessoas visualizam cores e luzes; outras vêem desenhos; algumas relembram vidas passadas; outras sentem-se cheias de luz, paz e harmonia.

A cada nível de Reiki, a sintonização é reforçada e potencializada em energia.

Após a sintonização feita no nível I, o aluno estará religado à fonte, e sua sensibilidade e intuição tendem a se tornar mais aguçada, propiciando mais energia na realização dos ajustes necessários em sua vida, para que seu caminho se realize com mais facilidade; e assim, possa desfrutar melhor das benesses da vida; o que também inclui prestar auxílio, na medida adequada, para que os outros também encontrem seu caminho.

DESINTOXICAÇÃO

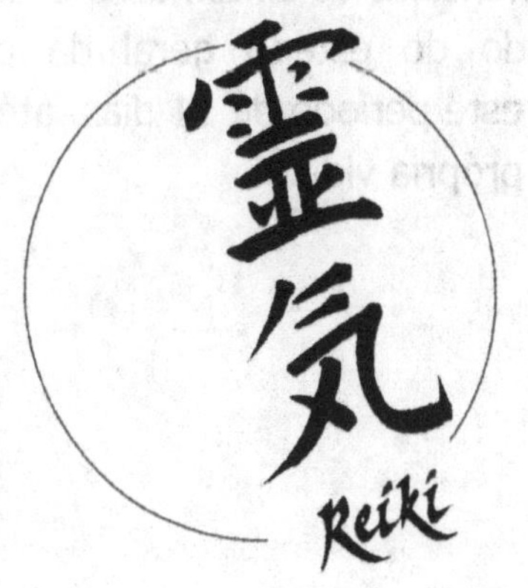

Após as iniciações, passa-se por um período de adaptação de 21 dias à energia Reiki.

Durante este período, o iniciado pode sentir-se disperso e sensível; sentir tontura, ter sonhos que parecem reais, ou apresentar sintomas como: diarréia, náuseas ou coriza. Por outro lado, também pode ocorrer uma sensação de força e coragem muito forte, de realizar mudanças em sua vida, que há muito tempo vinha protelando.

Tudo isso é normal; faz parte do processo de adaptação do corpo físico e sutil a esta nova energia.

É um período de limpeza e adaptação. Deve-se ter paciência com o processo.

Pode-se reequilibrar a energia, fazendo uso de um autotratamento, o que amenizará os sintomas e o desconforto. Em muitos casos, dependendo do estado geral da pessoa, alguns sintomas continuam após este período de 21 dias, até que o iniciado consiga harmonizar a sua própria vida.

OS CINCO PRINCÍPIOS DO REIKI

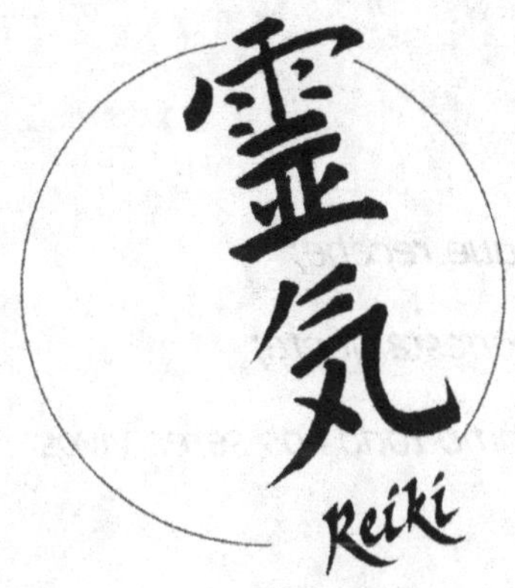

Mikao Usui era um monge budista e vivia dentro dos preceitos desta filosofia.

Após descobrir os caminhos que o levaram ao Reiki, estabeleceu cinco princípios, que podemos dizer, uma filosofia de vida para todos que desejam usar e usufruir do Reiki.

Estes princípios emanam naturalmente das pessoas, porém, não damos vazão a eles como deveríamos.

Tentar viver levando em consideração estes princípios, nos ajuda a encontrar essa naturalidade, e não viola nenhuma religião ou ética.

Os princípios do Reiki ajudam no processo de crescimento acelerado que a sintonização da energia acarreta, trazendo-os à memória em determinadas situações, ou quando realizamos um autotratamento.

Segue os cinco princípios:

1 – Não se preocupe;

2 – Não se irrite;

3 – Seja grato às bênçãos que recebe;

4 – Ganha teu pão diário honestamente;

5 – Mostre gratidão para como todos os seres vivos.

A IMPOSIÇÃO DAS MÃOS

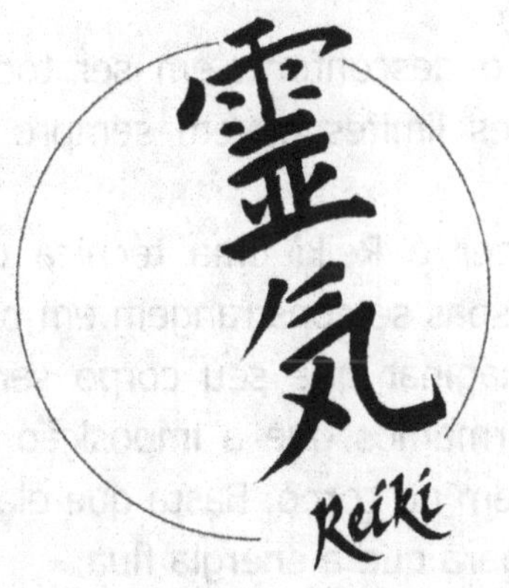

É a técnica onde o agente coloca suas mãos sobre várias partes do corpo do receptor.

As mãos estão ligadas a todas as outras partes do corpo.

A acupuntura, a reflexologia, a massagem e o Reiki usam de maneira muito eficaz os dutos energéticos de ligação entre os membros do corpo para tratar de um órgão ou parte do corpo, que aparentemente não possuem ligação. Nelas estão contidos centenas de pontos energéticos por onde flui a energia e terminais nervosos extremamente sensíveis ligados ao cérebro, por onde nosso sentido de tato se expressa de modo mais contundente.

Ao fecharmos os olhos e tatearmos um objeto, sua imagem automaticamente vai se formando em nossa mente, como se as mãos fossem os olhos da mente.

Tocar o outro

Muitas pessoas sentem dificuldade em tocar ou serem tocadas por pessoas estranhas.

Resguardamos o toque em nosso corpo aos nossos íntimos, aos conhecidos, aos profissionais e, mais extensamente, ao social aperto de mãos.

O conforto e o desconforto em ser tocado varia de pessoa para pessoa; e estes limites devem sempre ser respeitados pelo aplicante.

Pelo fato de ser o Reiki uma técnica que envolve o tocar, muitas vezes as pessoas se constrangem em procurar um terapeuta Reikiano, só por imaginar que seu corpo será tocado. Mas, para esclarecimento, informamos que a imposição de mãos não requer que as mãos encostem no corpo. Basta que elas estejam à altura de 3 ou 5 centímetros para que a energia flua.

A pessoa pode estar coberta com uma manta ou lençol; de preferência de cor clara, e receber a energia Reiki da mesma forma como se estivesse sem roupas.

As mãos do praticante devem estar relaxadas, sem tensão nos pulsos ou nos braços, para não se cansar.

O tempo das posições

É importante que o praticante se posicione adequadamente em relação ao receptor, pois terá que manter a mesma posição por algum tempo, o que evitará ter que se movimentar antes do tempo.

Deve-se manter a mesma posição de três a cinco minutos; mas a intuição é o melhor relógio. Devemos prestar atenção a ela.

Em certas posições, as mãos perderão calor, indicando a necessidade de mudança de posição.

Ao iniciar o tratamento, devemos estar consciente de que estamos entrando no campo áurico de outra pessoa, na sua zona de conforto e na sua intimidade.

Saber tocar e conseguir a permissão da pessoa, sem causar desconforto, é um fator primordial na aplicação do Reiki; pois é um sinal de respeito e atenção com o outro.

Quando terminamos a imposição de mãos, devemos fechar o campo áurico da pessoa e lavar as mãos com água fria e corrente, para nossa própria limpeza.

PRÁTICA DO REIKI

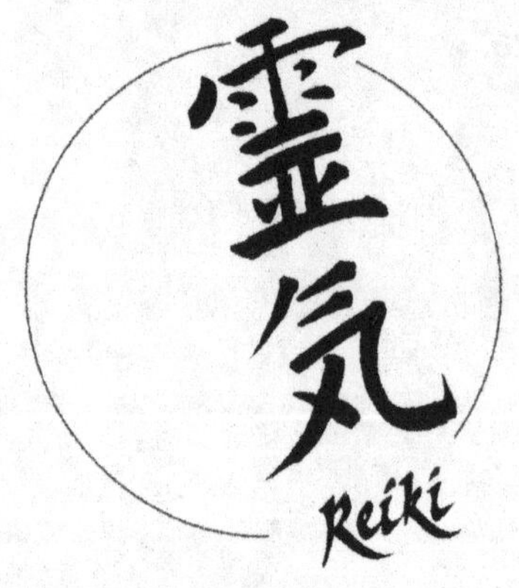

1ª Posição

- Trabalha-se com a glândula pituitária e pineal.

A glândula pituitária tem como função o equilíbrio do sistema de todo o corpo, e diz às outras glândulas o que deve fazer.

A glândula pituitária é a glândula mestra do sistema endócrino.

- No plano emocional, esta posição trabalha com as nossas emoções e hiperatividade.

- Nos níveis mais altos de nosso ser, nos permite transformar nossa consciência para dentro; sua sabedoria e liderança.

- Emocionalmente, reduz a ansiedade e o estresse.

- Relaxamento.

- Abertura para energias superiores.

- Alivia confusão mental, equilibrando. Claridade de pensamentos e idéias.

- Concentração e centralização.

- Qualquer coisa com os olhos: glaucoma, distúrbio, lesão, etc.

- Problema no nariz e muco.

- Problemas dentários, PH das mucosas e da boca.

- Problemas da cavidade óssea. (seio)

- Dores de cabeça, insônia, resfriado, alergia, enxaquecas, derrames.

2ª posição

- Diretamente com o cérebro, pensamento e memória.

- Desequilíbrio do lado direito e esquerdo do cérebro.

- Equilíbrio da hipófise e pineal.

- Alivia dores de cabeça.

- Preocupações, histeria e estresse.

- Promove serenidade.

- Ajuda a aliviar a depressão, o medo, a angústia.

- Lembrança de sonhos.

- Lembrança de vidas passadas.

- Estimula e desenvolve a memória.

- Em situações como estar drogado ou alcoolizado.

- Incentiva a produção e a criatividade.

- Claridade de pensamento.

- Melhora a memória.

- Promove o relaxamento.

- Claridade de resposta.

- Aumenta a capacidade de receber energias superiores.

- Expande a capacidade e a consciência cósmica.

- Claridade de visão.

3ª posição

- Trabalha com o cérebro e a medula.

- Regula o peso, a fome e o sono.

- Criatividade.

- Instintos.

- Trabalha olhos e ouvidos.

- Coordenação e equilíbrio.

- Pânico, choques, irritações e preocupações.

- Estresse.

- Relaxamento.

- Alívio da dor.

- Problemas na fala.

- Vícios.

- Lembranças de vidas passadas e sonhos.

- Depressão.

- Tranquiliza os pensamentos.

- Senso de bem-estar.

- Clareza de expressão de pensamentos e idéias.

- Abertura do 3º olho. Expande a visão completamente.

- Recebe energias superiores.

- Age na medula espinhal, intestino grosso e vesícula biliar.

- Trabalha todo tipo de compulsão.

4ª posição

- Circulação.

- Amígdalas, garganta, faringe, tireóide e paratireóide.

- Metabolismo.

- Equilibra a pressão sangüínea. (alta e baixa)

- Drenagem linfática.

- Autoconfiança.

- Raiva, hostilidade, ressentimento.

- Nervosismo.

- Autoestima.

- Prazer

- Tranquilidade.

- Senso de bem-estar.

- Estabilidade.

- Criatividade, produtividade e comunicação.

- Inflamação, febre, rouquidão, gagueira, choro contido.

TRONCO:

1ª posição

- Coração, pulmões, timo.

- Circulação.

- Veias e artérias que saem do coração.

- Drenagem linfática.

- Educação, autoconfiança.

- Capacidade de amar com o centro do coração.

- Equilibra ressentimentos, raiva, ciúme, hostilidade.

- Aceitação e confiança de nós mesmos.

- Tranquilidade, serenidade e concentração.

- Harmonia.

- Centralização.

- Amor incondicional.

2ª posição

- Fígado.

- Estômago.

- Baço.

- Vesícula biliar.

- Digestão.

- Alívio de estresse.

- Claridade de pensamento.

- Centralização.

- Calma, serenidade.

- Abertura para receber energias superiores.

- Ressentimento, depressão, pesadelo.

3ª posição

- Parte inferior do fígado.

- Pâncreas.

- Baço.

- Plexo solar.

- Colo transverso

- Redução do estresse.

- Histeria, frustração e ansiedade.

- Medo de depressão.

- Aumenta a autoconfiança e a força.

- Cria equilíbrio.

- Confusão mental.

- Vesícula biliar.

- Confiança.

- Autoestima.

- Próprio poder e força interior.

- Promove digestão; aumenta a vitalidade.

4ª posição

- Drenagem linfática.

- Alívio nas toxinas.

- Intestinos.

- Vesícula.

- Ovário, útero e próstata.

- Energia sexual. (orgasmo)

- Constipação intestinal.

- Diarréia.

- Criatividade.

- Ansiedade e pânico.

- Nervosismo.

- Alívio de padrões sufocantes e pensamentos rígidos.

- Flexibilidade e adaptação.

- Expansão da consciência e abertura para a perspectiva universal.

- Orgulho, perfeccionismo; mágoas antigas.

- Dor de cabeça, cólica menstrual.

POSIÇÕES DORSAIS (TRONCO)

1ª posição

- Trapézio (músculo)

- Tórax – lombar.

- Problemas na coluna vertebral.

- Colapso do sistema nervoso.

- Redução do estresse.

- Relaxamento

- Autoconfiança

- Alívio da tensão.

- Tranquilidade.

- Estabilidade.

- Centralização.

- Serenidade.

- Flexibilidade.

- Comunicação.

- Recepção de energias superiores.

2ª posição

- O mesmo que a frente.

- Artrite, alergia, enfermidade do pulmão.

- Amor superficial; dificuldades de admitir os sentimentos.

3ª posição

- O mesmo que a frente, mais as glândulas suprarrenais e os rins.

- Autoaceitação, timidez, ansiedade.

- Alergia, medo, ódio, desprezo.

4ª posição

- O mesmo que a frente, mais cóccix e nervos.

- Distúrbios nas áreas sexuais.

- Medo relacionado a dificuldades financeira/trabalho.

- Aspecto sentimental; inseguranças.

Através do Reiki alinhamos todo o nosso poder em forma de expressão com a energia universal.

REIKI À DISTÂNCIA

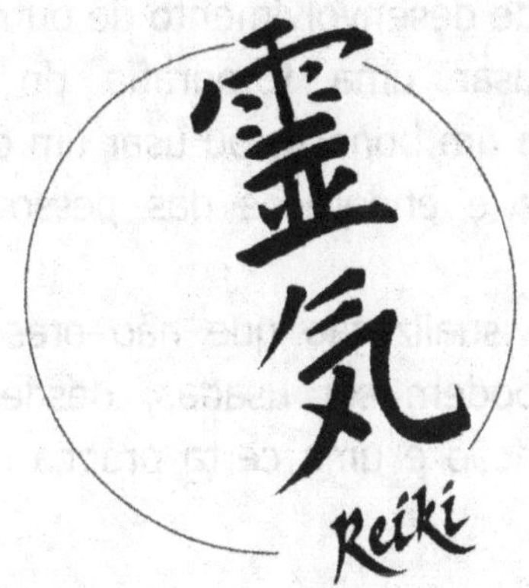

Reiki é uma técnica que permite captar e transmitir energia. Esta energia está no ambiente, nos seres e em tudo que nos cerca.

Este é um axioma hermético ensinado por Hermes Trismegisto, o pai da alquimia que diz: "Tudo que está em cima é como o que está embaixo, não igual, mas analógico e semelhante".

O praticante de Reiki canaliza a energia universal e a transmite para o receptor através da imposição das mãos sobre o corpo da pessoa ou à distância, sem a presença física do receptor, através da canalização, da visualização e do endereçamento do receptor.

Do nível II em diante, os praticantes podem enviar a energia sem a necessidade da pessoa estar presente, através de símbolos sagrados em conjunto com a visualização e projeção do terapeuta, direcionado para o receptor da energia.

Este tratamento requer o consentimento da pessoa que receberá a energia; pois, caso contrário, o doador estará interferindo no processo de desenvolvimento de outra pessoa.

O doador pode usar uma fotografia do receptor, uma representação física como um boneco, ou usar um caderno pessoal, onde mantém os nomes e endereços das pessoas que deverão receber a energia.

Outras formas de visualização que não prescindem de uma ligação física, também podem ser usadas, desde que o doador tenha uma boa concentração e uma certa prática no trabalho com energia.

OS SÍMBOLOS

霊気
Reiki

Os símbolos, sagrados ou não, sempre fizeram parte da história da humanidade.

Segundo Jung, o símbolo é a forma que o homem encontrou inconscientemente para transformar parte da energia disponível na natureza.

O símbolo é uma representação e uma apreensão inconsciente das forças naturais.

Algumas sociedades primitivas criavam representações de seu deus, esculpindo a imagem em madeira ou barro. Outras tinham nos animais, ou nos elementos da natureza, sua representação.

Assim como as sociedades primitivas, a sociedade moderna também mantém seus símbolos.

Um exemplo muito próximo são as imagens de santos. A imagem é uma representação visual do santo e um símbolo de fé, que interliga a energia de seus devotos.

A crença dos devotos cria a força energética que acompanha o símbolo através da imagem que o representa.

O símbolo não é apenas um sinal, mas algo que carrega em si uma energia correspondente.

Símbolos do Reiki

No Reiki tradicional são usados quatro símbolos formados por sons, (mantras) e desenhos energéticos. (yantras) Eles permitem a captação, a concentração e o envio da energia através do cosmos.

No nível II, os alunos são iniciados no uso dos três primeiros símbolos: Cho Ku Rei, Sei He Ki e Hon Sha Ze Sho Nen.

No nível III, são sintonizados com a energia do quarto símbolo, o Dai Koo Myo.

Sem as iniciações adequadas, os símbolos do Reiki não possuem nenhum efeito. Portanto, deve-se cumprir os estágios tradicionais ao Reiki antes de tentar usá-los.

CHO KU REI

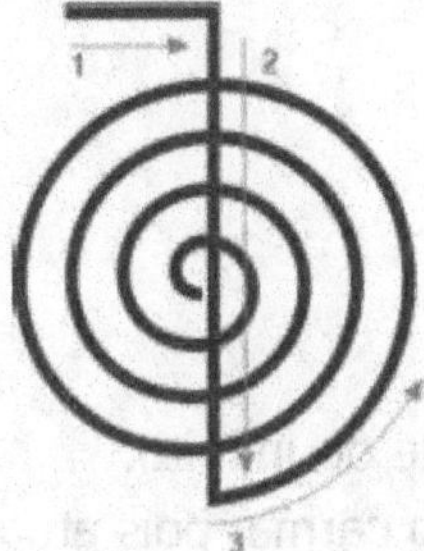

Representa o infinito em constante mutação. É o jardim do destino com seus vários caminhos à frente e uma só reta atrás, simbolizando o caminho único do crescimento interior.

É o símbolo que traz a energia vital ao mundo.

SEI HE KI

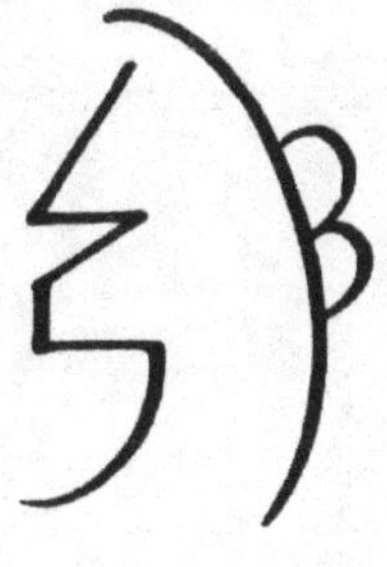

Representa a união do céu e da terra. Age sobre as emoções.

É o grande integrador, abrindo a percepção da consciência e do subconsciente para supraconsciência.

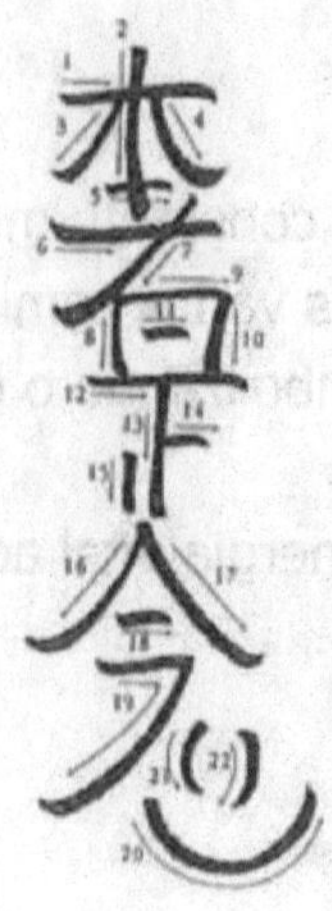

HON SHA ZE SHO NEN

Simboliza a intemporalidade do infinito.

Age principalmente sobre o carma, pois atua como uma ponte interdimensional entre o passado, o futuro e o presente.

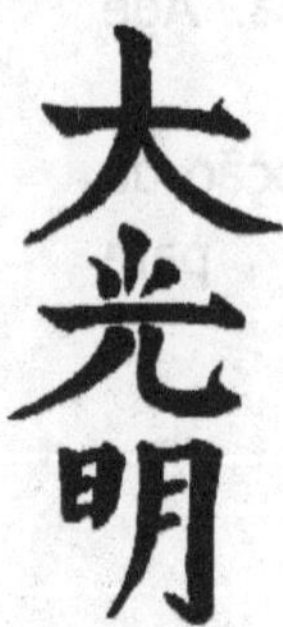

DAI KOO MYO

É a capacitação. Trabalha o alinhamento espiritual através da energia kundalini e do chakra coronário.

SOBRE O AUTOR

Rômulo Borges Rodrigues é Escritor, Terapeuta Holístico, Mestre de Reiki, Consultor e Numerólogo.

Trabalha com Reflexologia, Reiki, Massagem, Florais, Aconselhamento Terapêutico, Técnicas de Relaxamento, Hipnose, Regressão, Terapia de Vidas Passadas, Numerologia e ministra cursos online.

Estuda e pesquisa sobre a espiritualidade há mais de vinte anos.

Foi membro da Associação Internacional Amigos da Natureza (AIANATU/SP), na qual fez parte do trabalho de cura espiritual. Foi nessa associação onde alguns de seus dons espirituais foram desarquivados.

Também foi membro da Ordem dos Filhos da Luz (Piracicaba/SP). Foi integrante da Ordem dos Templários, onde foi dirigente do hospital de cura espiritual de uma das suas sedes.

Atualmente, é coordenador do Projeto Social Nova Era na cidade de São Paulo, no qual dá palestras e ministra tratamento alternativo para o público utilizando várias técnicas terapêuticas. Escreve artigos quinzenais para sites e revistas sobre vários temas e é autor das seguintes obras:

- *COMPORTAMENTO SOCIAL ALIENADO – Neurose coletiva*

- *PLANETA TERRA EM FASE DE TRANSIÇÃO – Acontecimentos que estão causando mudanças no planeta e no comportamento humano*

- *Arcanjos e Arquétipos*

- *Guia Prático dos Anjos (Tabela completa de todos os anjos e arcanjos)*

- *Numerologia – A ciência milenar dos números*

- *DESCUBRA SEU POTENCIAL, DONS E TALENTOS INATOS ATRAVÉS DA NUMEROLOGIA.*

- *A PODEROSA INFLUÊNCIA DOS NÚMEROS SOBRE AS NOSSAS VIDAS – O que a Numerologia revela sobre nosso passado, presente e futuro.*

- *REIKI – ENERGIA VITAL UNIVERSAL (Harmonia, Equilíbrio e Cura).*

- *OS FLORAIS DE BACH – Equilíbrio e Harmonia Através das Essências.*

- *O PODER DA MENTE – A chave para o desenvolvimento das potencialidades do ser humano.*

- *Os Ensinamentos de Siddartha Gautama, o Buda.*

- *A HISTÓRIA DO BUDISMO - Princípios, conceitos, ensinamentos*

- *ENSAIO SOBRE O BUDISMO TIBETANO*

- *Cuide de Você e Tenha Mais Qualidade de Vida – Cuidar de si mesmo é imprescindível para se obter uma vida plena e satisfatória (Vols. I, II, III, IV, V, VI, VII, VIII e IX)*

- *A Regência Cósmica*

- *Alimentação Saudável = Saúde Perfeita – O consumo de alimentos adequados proporciona equilíbrio orgânico e psíquico (Vols. I, I, III, IV, V, VI, VII, VIII, IX e X)*

- *REFLEXOLOGIA (Massagem Podal) – Equilíbrio e bem-estar através da planta dos pés*

- *OS MECANISMOS DA MENTE – A sua natureza comportamental*

- *TRATADO SOBRE AS RELIGIÕES E FILOSOFIAS DE VIDA – Síntese dos sistemas religiosos e correntes filosóficas*

- *DEUSES, DEUSAS E DIVINDADES DO ANTIGO EGITO*

- *EGITO ANTIGO – História, cultura, religião, política*

• *GRÉCIA ANTIGA - Deuses, deusas, divindades e heróis*

• *ROMA ANTIGA – História, cultura, religião, política – Vols. I e II*

• *ESTUDO SOBRE AS TERAPIAS COMPLEMENTARES – Técnicas terapêuticas integrativas que proporcionam equilíbrio e harmonia*

• *GUIA COMPLETO DAS TERAPIAS ALTERNATIVAS*

• *PRÉ-EXISTÊNCIA E PÓS-EXISTÊNCIA DA ALMA – Vidas passadas, vidas futuras*

• *PRINCÍPIOS, FILOSOFIA E METODOLOGIA DA MEDICINA HOLÍSTICA - Os recursos e métodos terapêuticos utilizados nos tratamentos e terapias*

• *A ANATOMIA SUTIL (ETÉRICA) DO CORPO HUMANO*

• *OS CHAKRAS – Centros energéticos do corpo etérico*

• *CURSO DE REIKI*

• *CURSO DE FLORAIS*

• *CURSO DE REFLEXOLOGIA (Massagem Podal)*

• *CURSO DE NUMEROLOGIA – Método simples e prático*

• *CURSO DE HIPNOSE, REGRESSÃO, TVP, TMS – Metodologia simplificada*

• *CURSO DE FENG SHUI – Técnica chinesa milenar de harmonização e equilíbrio de ambientes*

• *CURSO DE RADIESTESIA*

• *CURSO DE CROMOTERAPIA*

• *CURSO DE ÓLEOS ESSENCIAIS*

• *CURSO DE AROMATERAPIA*

• *CURSO DE FITOTERAPIA*

• *CURSO BÁSICO DE MASSOTERAPIA*

- *CURSO DE TERAPIAS INTEGRATIVAS*

- *CURSO DE CRISTAIS*

CONTATOS COM O AUTOR

E-MAIL: romulobr@outlook.com

FACEBOOK: facebook.com/romuloborgesrodrigues

INSTAGRAM: romuloborgesrodrigues

DESTAQUE

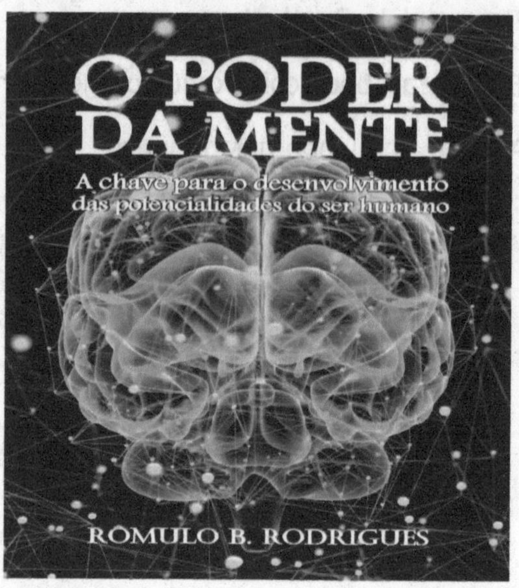

O PODER DA MENTE

Gênero: Reprogramação mental
Amazon - 146 págs – 14x21

SINOPSE:

Que não usamos plenamente a força que temos em nossa mente, não é novidade pra ninguém. Nosso cérebro e sua capacidade total ainda é um mistério a ser desvendado. Com o passar dos anos e à custa de muitas pesquisas e estudos, aconteceram avanços significativos nesta área. Não são poucas as pessoas que, atualmente, conseguem resultados sensacionais através do amplo domínio que aprenderam a ter sobre aquilo que pensam. Realizar primeiro na cabeça facilita a concretização de planos, sonhos e metas. Há inúmeros casos e exemplos de pessoas que, pelo condicionamento, auto-sugestão, reprogramação, programação neurolinguística, hipnose e outros métodos, conseguiram mudar radicalmente de vida, tanto no âmbito material como no espiritual. A revolução acontece e está ao alcance de todos; ou melhor, de todos que se despem dos preconceitos e se permitem trilhar outros caminhos. Querer é poder, sim; mas antes, é preciso se preparar para a batalha da vida. A vitória há de chegar; mas, para isso, precisamos usar a capacidade mental que temos em nosso favor. O objetivo deste livro é justamente tirar o manto do preconceito que paira sobre temas que podem ser bastante benéficos às pessoas.

ÚLTIMO LANÇAMENTO

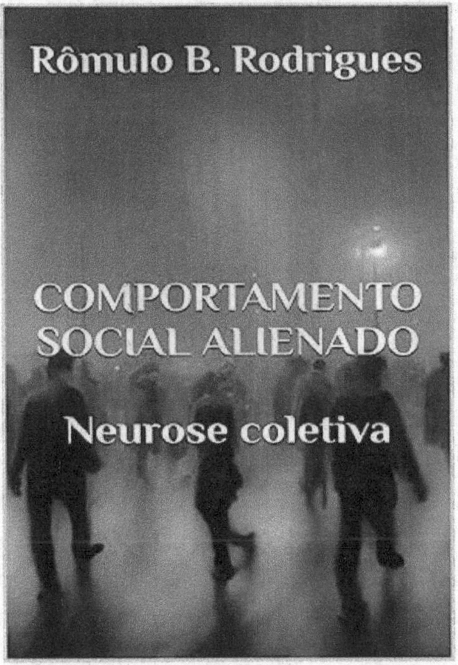

COMPORTAMENTO SOCIAL ALIENADO – Neurose coletiva

Gênero: Psicologia aplicada

Amazon – 263 págs – 14x21

SINOPSE:

A sociedade da época atual está atravessando uma fase sem precedentes na história das sociedades dos séculos pretéritos. A "modernidade" e o avanço tecnológico tem causado profundas alterações no comportamento humano. Alguns dos fatores que têm determinado mudanças no comportamento, são:

- A pressão da mídia para o consumo;
- O estabelecimento de padrões rígidos de beleza e estética;
- A disputa acirrada por status e posição social;
- A busca incessante pelo dinheiro e pelo poder;
- A luta pela sobrevivência;
- Entre outros.

Tais fatores acabam ocasionando uma total inversão de valores, resultando em uma sociedade extremamente individualista. Ou seja, todos os seus membros tornam-se "vítimas de vítimas" do padrão negativo de personalidade e de conduta que a própria sociedade adotou.

OUTRAS OBRAS DO AUTOR

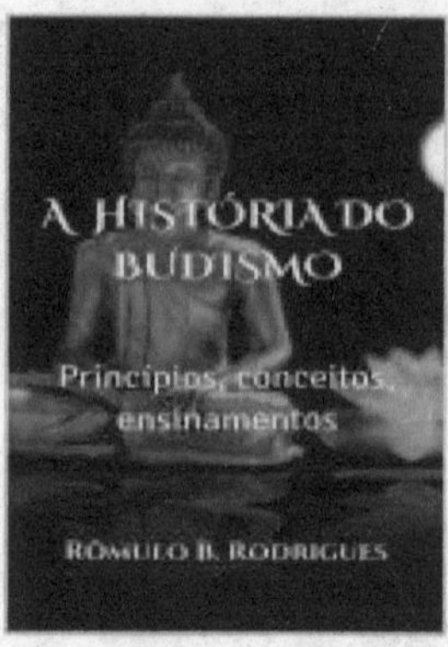

HISTÓRIA DO BUDISMO

AMAZON

137 págs – 14x21

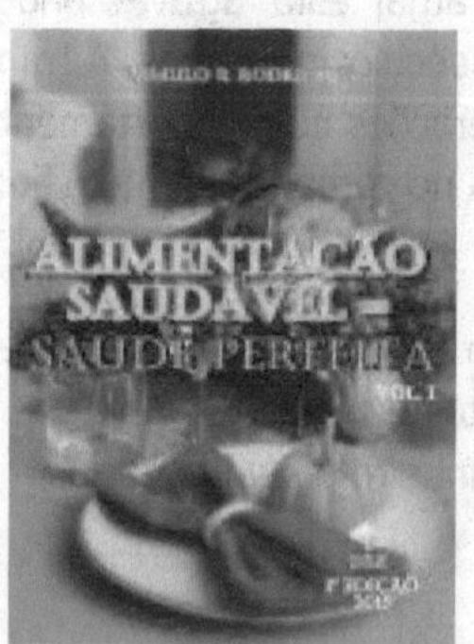

ALIMENTAÇÃO SAUDÁVEL = SAÚDE PERFEITA – Vol. I

AMAZON

122 págs – 14x21

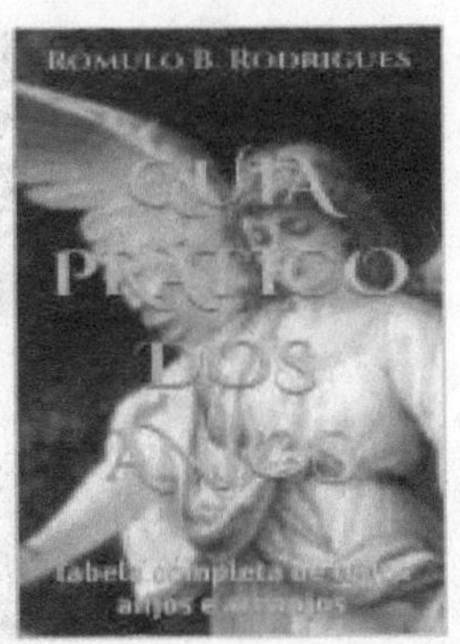

GUIA PRÁTICO DOS ANJOS

AMAZON

141 págs – 14x21

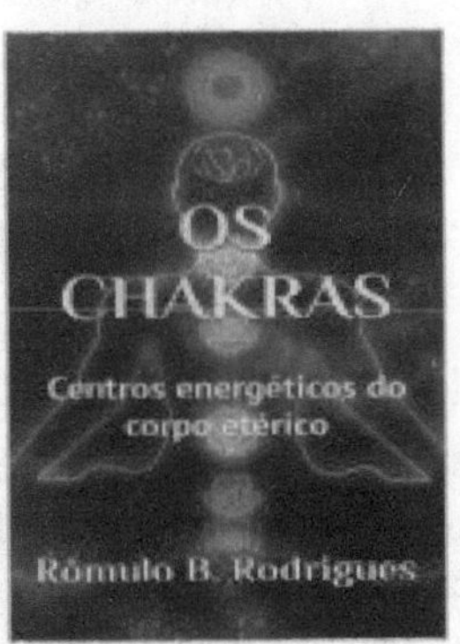

OS CHAKRAS – Centros energéticos do corpo etérico

AMAZON

84 págs – 14x21

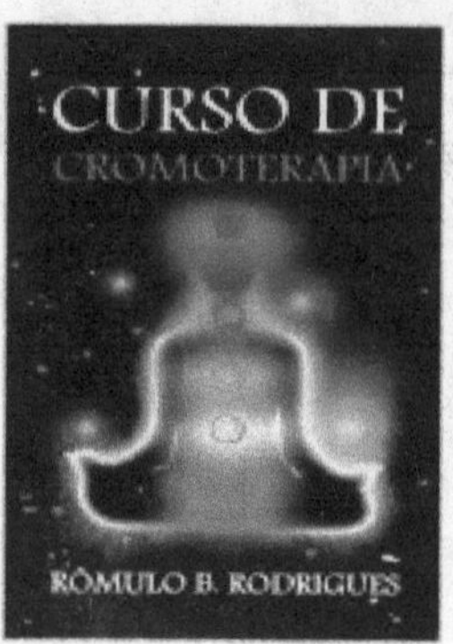

CURSO DE CROMOTERAPIA

AMAZON

78 págs – 14X21

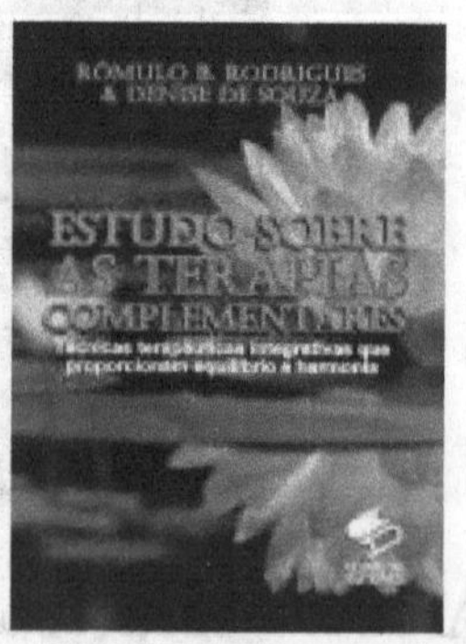

ESTUDO SOBRE AS TERAPIAS COMPLEMENTARES

AMAZON

240 págs – 14x21

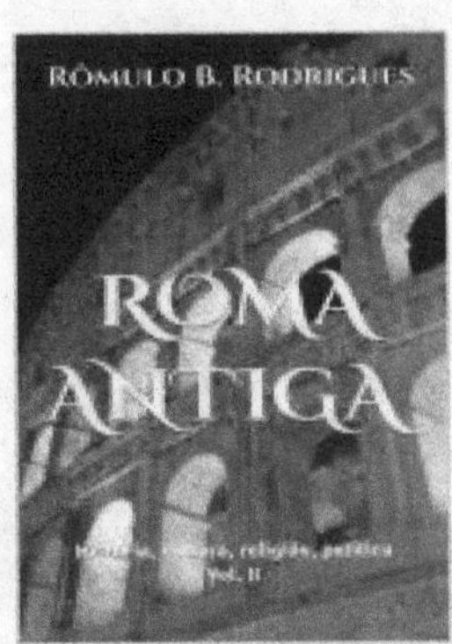

ROMA ANTIGA – História, cultura, religião e política – Vol. II

AMAZON

395 págs – 14x21

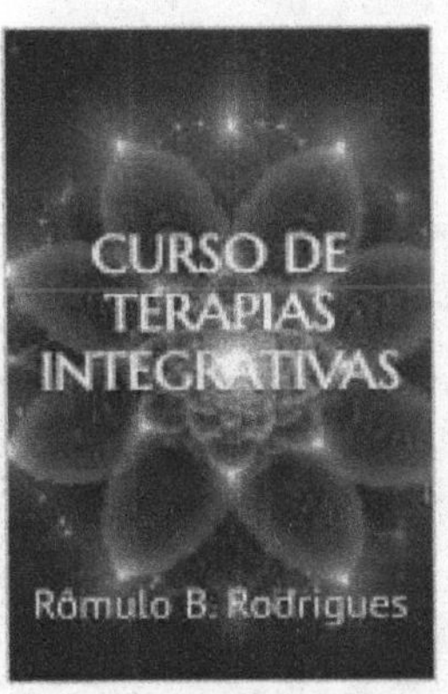

CURSO DE TERAPIAS INTEGRATIVAS

AMAZON

192 págs – 14x21

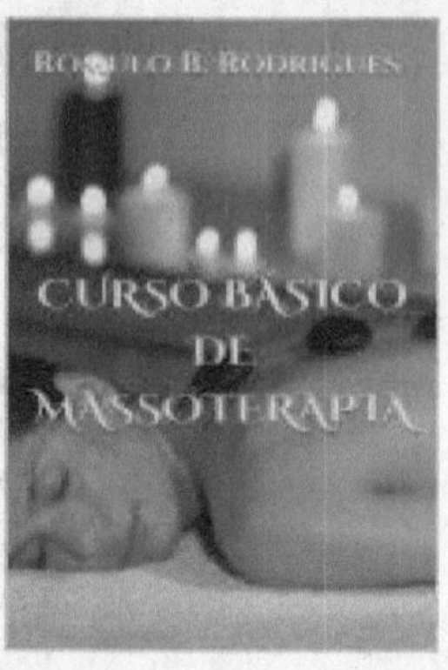

CURSO BÁSICO DE MASSOTERAPIA

AMAZON

80 págs – 14x21

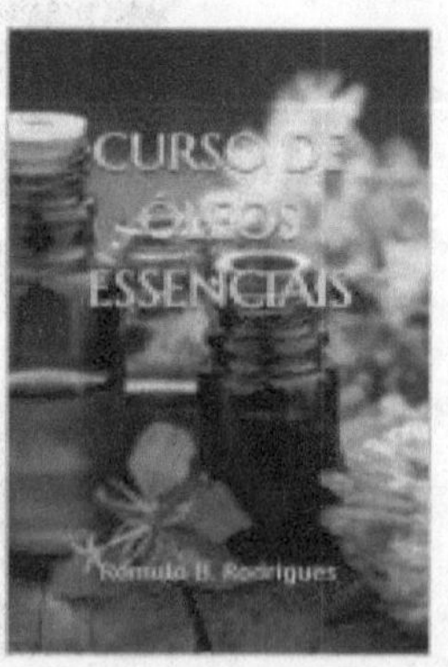

CURSO DE ÓLEOS ESSENCIAIS

AMAZON

82 págs – 14x21

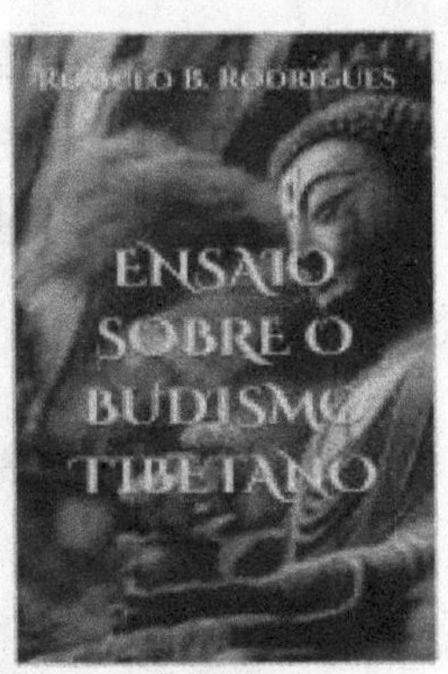

ENSAIO SOBRE O BUDISMO TIBETANO

AMAZON

133 págs – 14x21

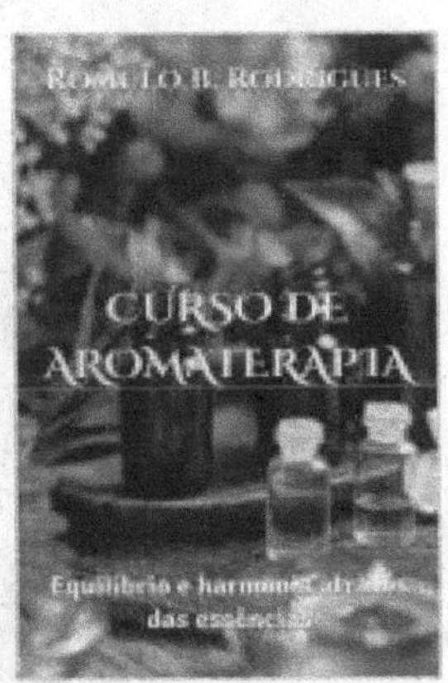

CURSO DE AROMATERAPIA

AMAZON

150 págs – 14x21

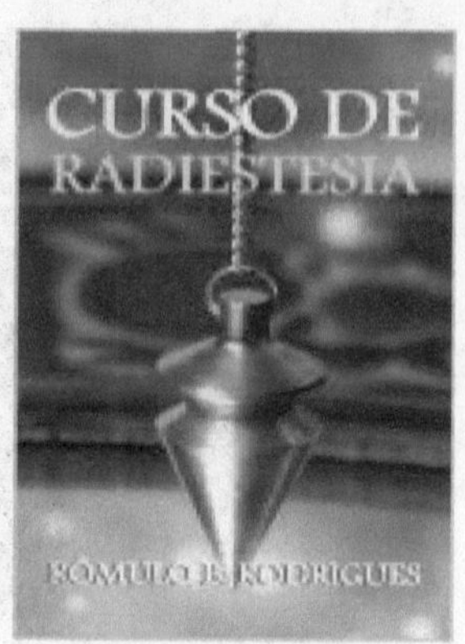

CURSO DE RADIESTESIA

AMAZON

106 págs – 14x21

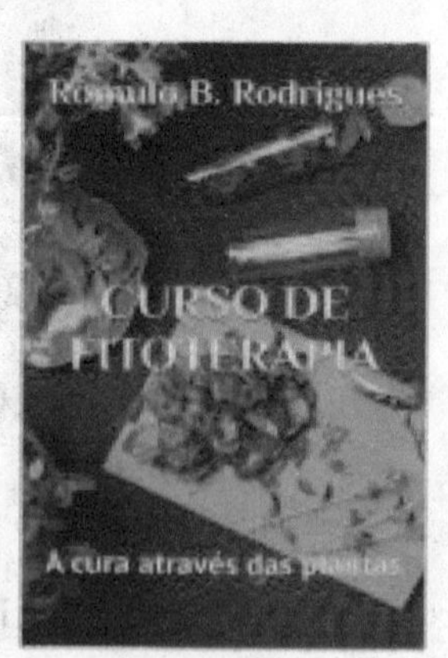

CURSO DE FITOTERAPIA

AMAZON

80 págs – 14x21

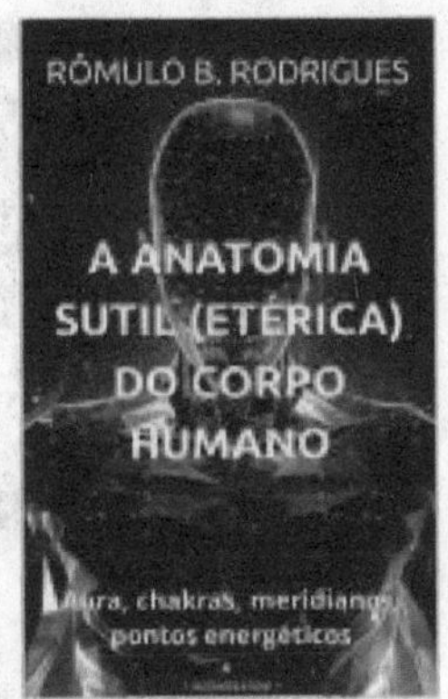

A ANATOMIA SUTIL (ETÉRICA) DO CORPO HUMANO

AMAZON

103 págs – 14x21

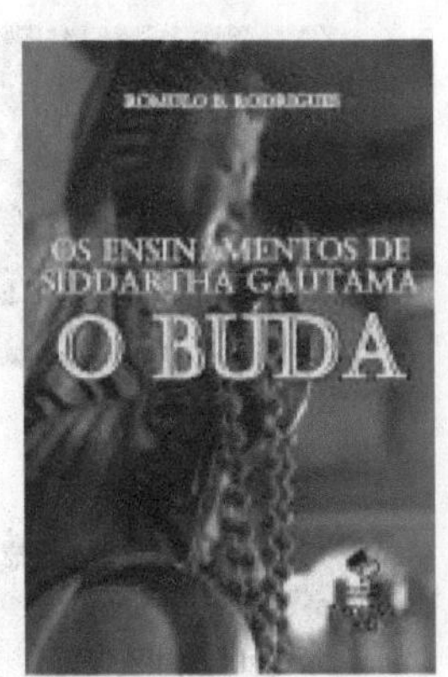

OS ENSINAMENTOS DE SIDDHARTA GAUTAMA, O BUDA

AMAZON

97 págs – 14x21

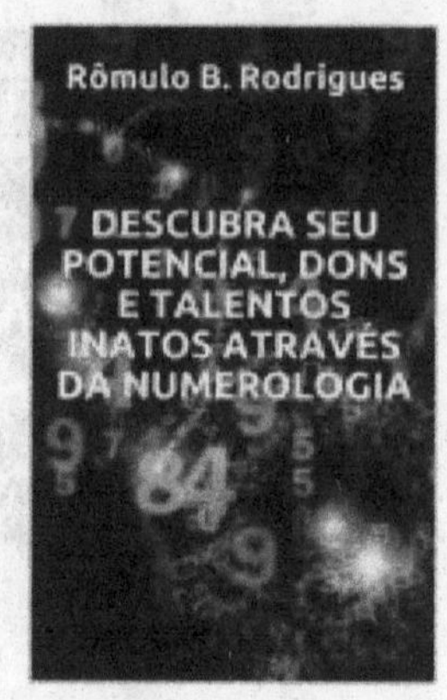

DESCUBRA SEU POTENCIAL, DONS E TALENTOS INATOS ATRAVÉS DA NUMEROLOGIA

AMAZON

148 págs 14x21

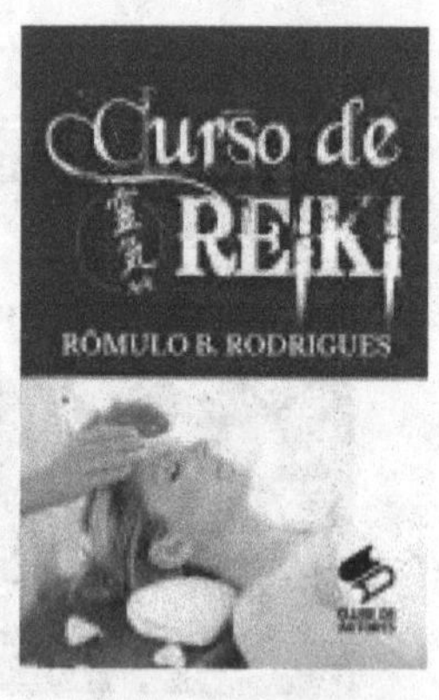

CURSO DE REIKI

AMAZON

58 págs – 14x21

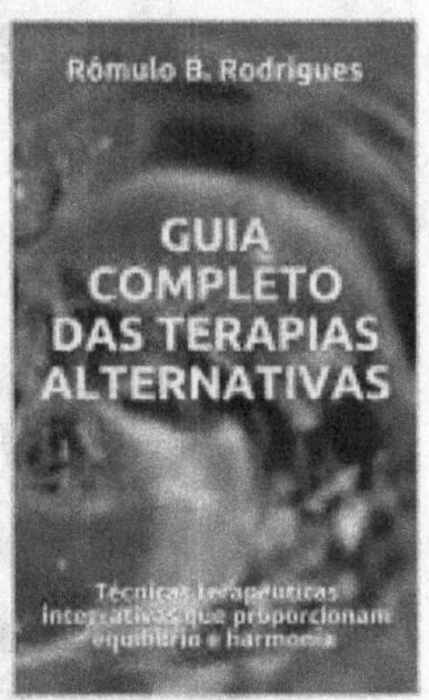

GUIA COMPLETO DAS TERAPIAS ALTERNATIVAS

AMAZON

254 págs – 14x21

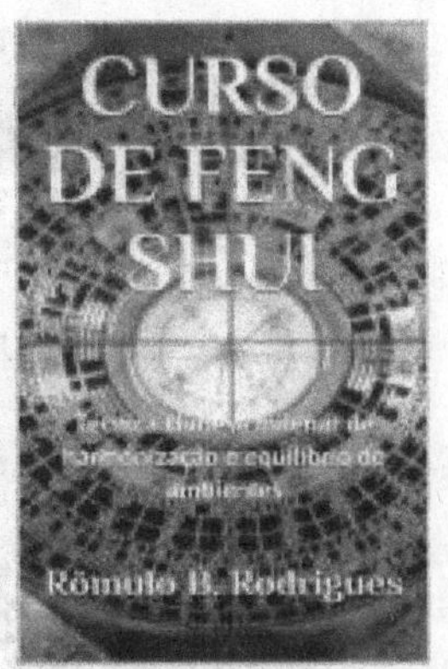

CURSO DE FENG SHUI

AMAZON

76 págs – 14x21

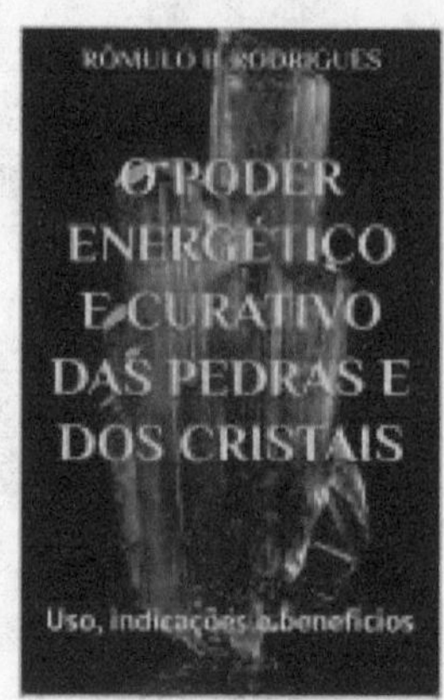

O PODER ENERGÉTICO E CURATIVO DAS PEDRAS E DOS CRISTAIS

AMAZON

94 págs – 14x21

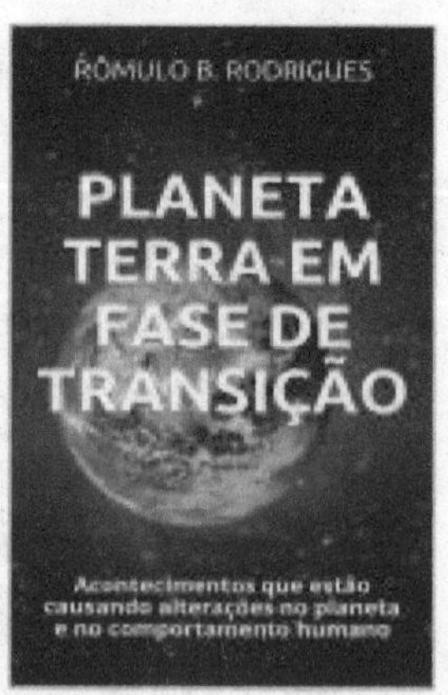

PLANETA TERRA EM FASE DE TRANSIÇÃO

AMAZON

135 págs – 14x21

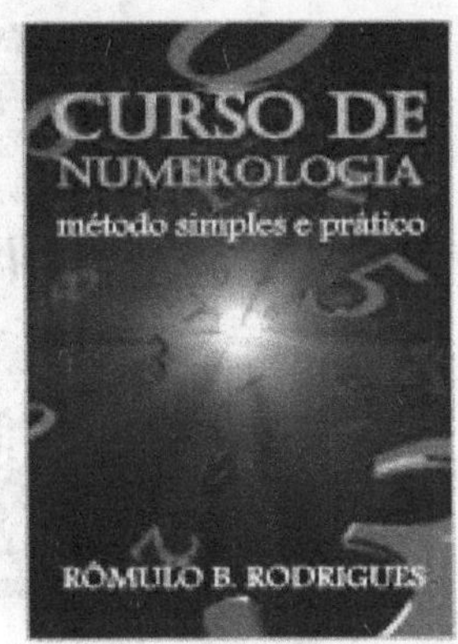

CURSO DE NUMEROLOGIA

AMAZON

132 págs – 14x21

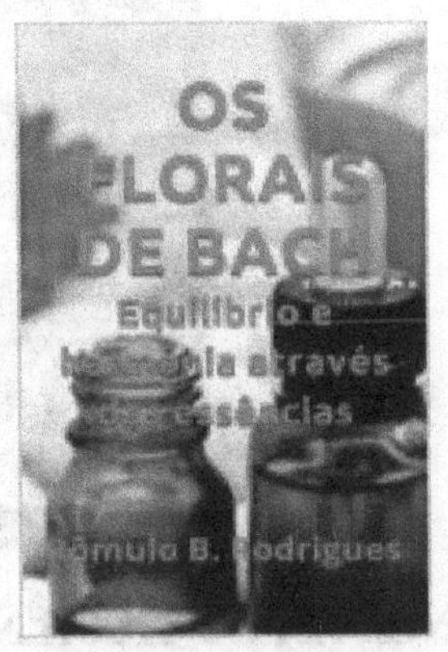

OS FLORAIS DE BACH

AMAZON

87 págs – 14x21

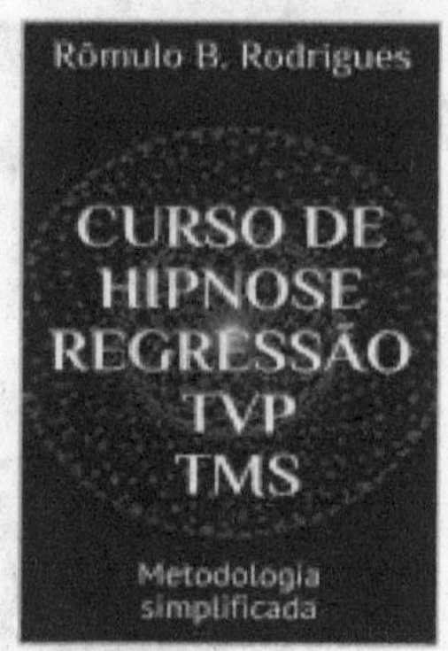

CURSO DE HIPNOSE, REGRESSÃO, TVP E TMS

AMAZON

51 págs – 14x21

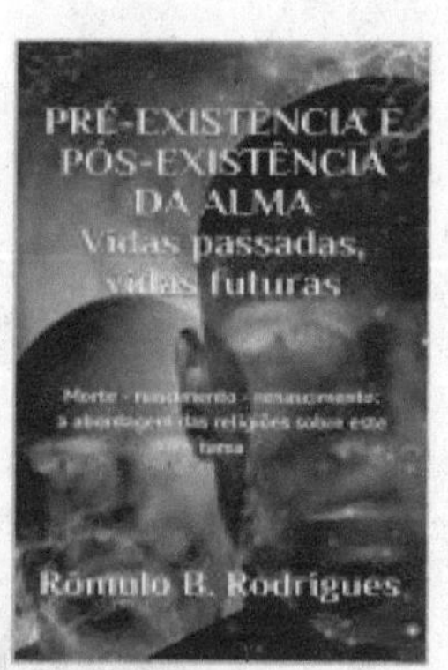

PRÉ-EXISTÊNCIA E PÓS-EXISTÊNCIA DA ALMA – Vidas passadas – Vidas futuras

AMAZON

138 págs – 14x21

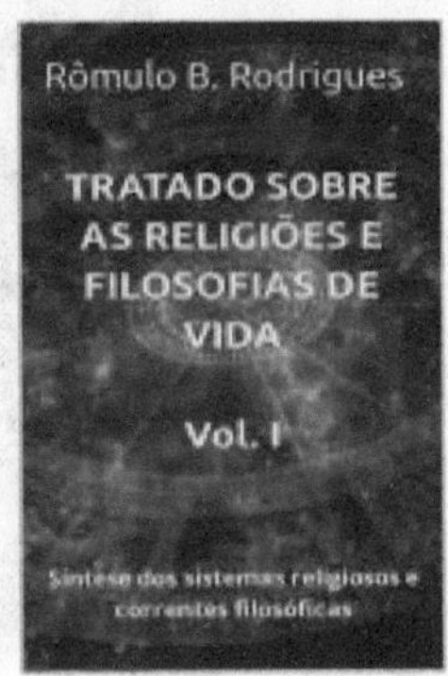

TRATADO SOBRE AS RELIGIÕES E FILOSOFIAS DE VIDA – Vol. I

AMAZON

300 págs – 14x21

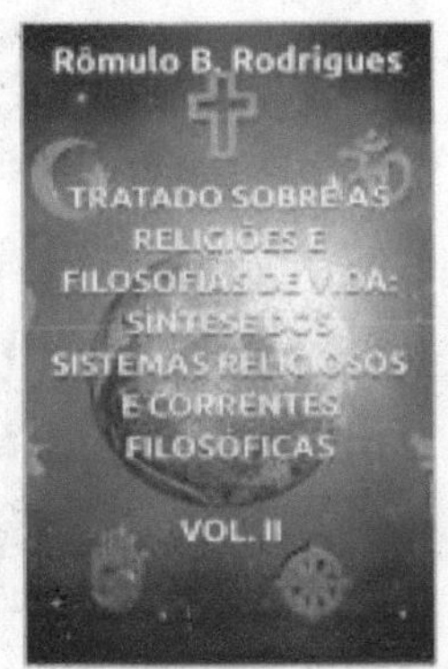

TRATADO SOBRE AS RELIGIÕES E FILOSOFIAS DE VIDA – Vol. II

AMAZON

114 págs – 14x21

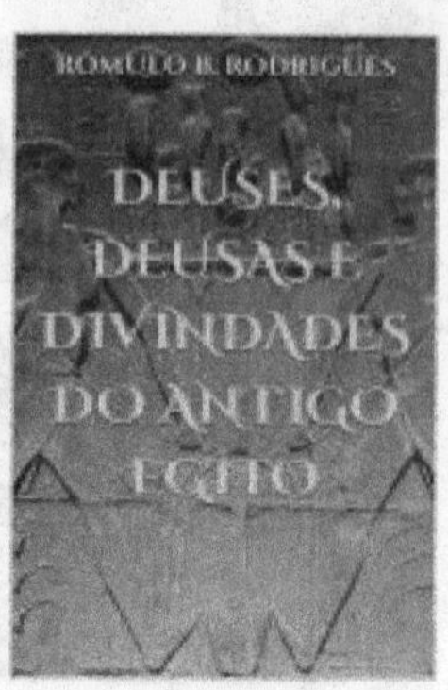

DEUSES, DEUSAS E DIVINDADES DO ANTIGO EGITO

AMAZON

121 págs – 14x21

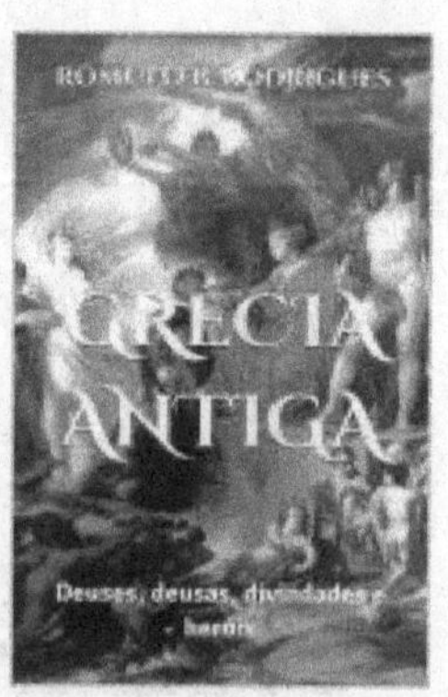

GRÉCIA ANTIGA

AMAZON

195 págs – 14x21

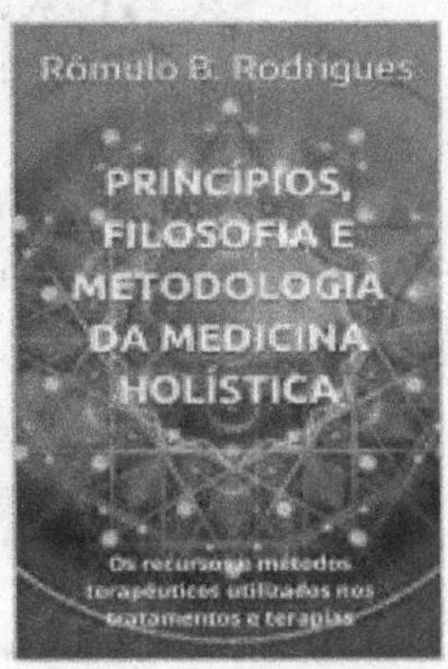

PRINCÍPIOS, FILOSOFIA E METODOLOGIA DA MEDICINA HOLÍSTICA

AMAZON

247 págs – 14x21

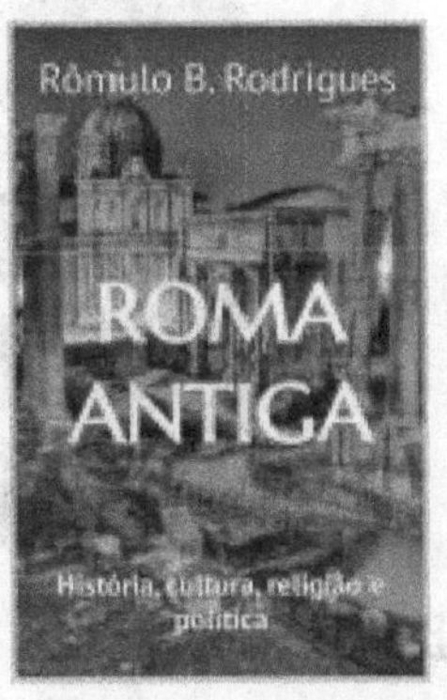

ROMA ANTIGA – História, cultura, religião e política – Vol. II

AMAZON

142 págs – 14x21

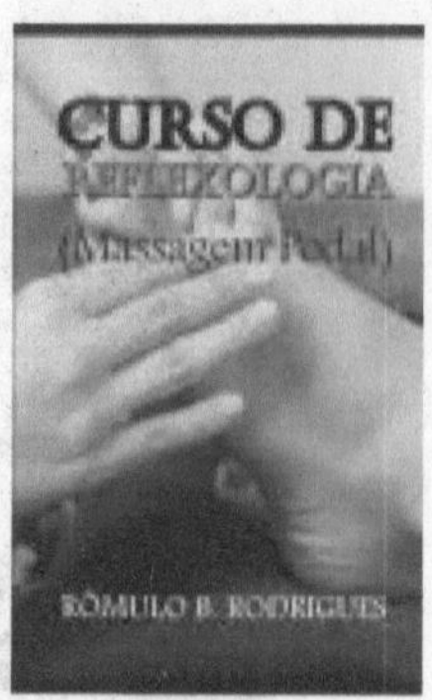

CURSO DE REFLEXOLOGIA

AMAZON

180 págs – 14x21

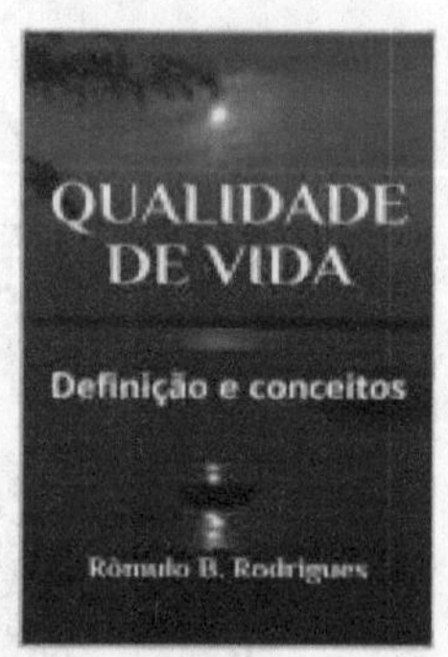

QUALIDADE DE VIDA – Definições e conceitos

AMAZON

173 págs – 14x21

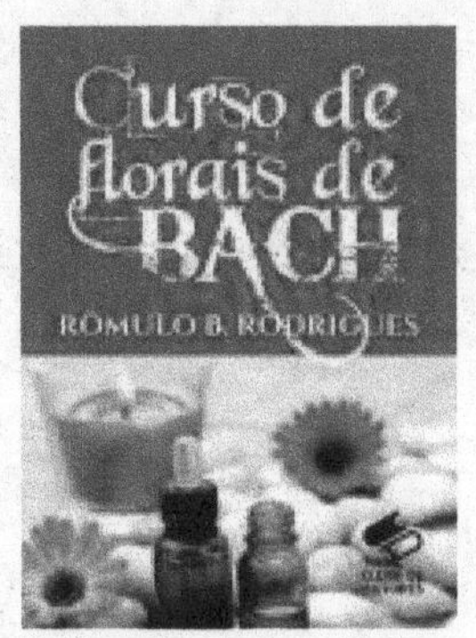

CURSO DE FLORAIS DE BACH

AMAZON

40 págs – 14x21